全国高等职业院校医学美容技术专业规划教材

美容牙科技术

（供医学美容技术专业使用）

主　编　王　旭　代佳音

副主编　朱兰兰　倪　辉　常　炜　卢海彬

编　者　（以姓氏笔画为序）

王　旭（重庆医药高等专科学校）

王德亮（辽宁省抚顺市中心医院）

卢海彬（大连大学附属中山医院）

代佳音（哈尔滨医科大学附属口腔医学院）

朱兰兰（重庆医药高等专科学校）

刘雅琨（黑龙江护理高等专科学校）

吴　娜（浙江大学医学院附属口腔医院）

张海洋（江苏医药职业学院）

陈红应（重庆医科大学附属口腔医院）

周　谧（重庆医药高等专科学校）

周晓霖（辽宁省抚顺市中心医院）

倪　辉（深圳市光明区人民医院）

常　炜（山西省长治市第二人民医院）

敬　珮（重庆医药高等专科学校）

潘福勤（沧州医学高等专科学校）

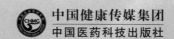

中国健康传媒集团

中国医药科技出版社

内 容 提 要

　　本教材为"全国高等职业院校医学美容技术专业规划教材"之一，系根据本套教材的编写指导思想和原则要求，结合专业培养目标和本课程的教学目标、内容与任务要求编写而成。本教材具有专业针对性强、紧密结合新时代行业要求和社会用人需求、与职业技能鉴定相对接等特点。全书内容主要包括绪论、美容牙科解剖生理学、美容牙科组织学、美容牙科美学基础知识、美容牙科的牙体牙髓治疗技术、美容牙科的牙周治疗技术、美容牙科的修复治疗技术、美容牙科的正畸治疗技术、美容牙科颌面外科治疗技术和美容牙科的保健。本教材为书网融合教材，即纸质教材有机融合电子教材、教学配套资源（PPT、微课、视频等）、题库系统、数字化教学服务（在线教学、在线作业、在线考试）。

　　本教材主要供全国高等职业院校医学美容技术专业教学使用，也可作为口腔医学及口腔医学技术专业的参考用书。

图书在版编目（CIP）数据

美容牙科技术/王旭，代佳音主编 . —北京：中
国医药科技出版社，2024.5
全国高等职业院校医学美容技术专业规划教材
ISBN 978 - 7 - 5214 - 4618 - 0

Ⅰ.①美⋯　Ⅱ.①王⋯　②代⋯　Ⅲ.①牙 - 美容术 -
高等职业教育 - 教材　Ⅳ.①R783

中国国家版本馆 CIP 数据核字（2024）第 099199 号

美术编辑　陈君杞
版式设计　友全图文

出版　**中国健康传媒集团** | 中国医药科技出版社
地址　北京市海淀区文慧园北路甲 22 号
邮编　100082
电话　发行：010 - 62227427　邮购：010 - 62236938
网址　www.cmstp.com
规格　889mm × 1194mm $\frac{1}{16}$
印张　13 $\frac{1}{4}$
字数　383 千字
版次　2024 年 5 月第 1 版
印次　2024 年 5 月第 1 次印刷
印刷　北京侨友印刷有限公司
经销　全国各地新华书店
书号　ISBN 978 - 7 - 5214 - 4618 - 0
定价　58.00 元

获取新书信息、投稿、
为图书纠错，请扫码
联系我们。

数字化教材编委会

主　编　王　旭　代佳音

副主编　朱兰兰　倪　辉　常　炜　卢海彬

编　者　（以姓氏笔画为序）

王　旭（重庆医药高等专科学校）

王德亮（辽宁省抚顺市中心医院）

卢海彬（大连大学附属中山医院）

代佳音（哈尔滨医科大学附属口腔医学院）

朱兰兰（重庆医药高等专科学校）

刘雅琨（黑龙江护理高等专科学校）

吴　娜（浙江大学医学院附属口腔医院）

张海洋（江苏医药职业学院）

陈红应（重庆医科大学附属口腔医院）

周　谧（重庆医药高等专科学校）

周晓霖（辽宁省抚顺市中心医院）

倪　辉（深圳市光明区人民医院）

常　炜（山西省长治市第二人民医院）

敬　珮（重庆医药高等专科学校）

潘福勤（沧州医学高等专科学校）

出版说明

为深入学习贯彻党的二十大精神，落实《国务院关于印发国家职业教育改革实施方案的通知》《关于深化现代职业教育体系建设改革的意见》《职业教育提质培优行动计划（2020—2023年）》《关于推动现代职业教育高质量发展的意见》等有关文件精神，适应学科发展和高等职业教育教学改革等新要求，对标国家健康战略、对接医药市场需求、服务健康产业转型升级，建设高质量教材，支撑高质量现代职业教育体系发展的需要，使教材更好地服务于院校教学，中国健康传媒集团中国医药科技出版社在教育部、国家药品监督管理局的领导下，组织和规划了"全国高等职业院校医学美容技术专业规划教材"的修订和编写工作。本套教材具有以下特点。

1. 强化课程思政，辅助三全育人

教材编写将价值塑造、知识传授和能力培养三者融为一体，坚决把立德树人贯穿、落实到教材建设全过程的各方面、各环节，深度挖掘提炼专业知识体系中所蕴含的思想价值和精神内涵，科学合理拓展课程的广度、深度和温度，多角度增加课程的知识性、人文性，提升引领性、时代性和开放性，辅助实现"三全育人"（全员育人、全程育人、全方位育人），培养新时代创新人才。

2. 推进产教融合，体现职教精神

教材编写坚持现代职教改革方向，体现高职教育特点，以人才培养目标为依据，以岗位需求为导向，围绕"教随产出、产教同行"，教材融入行业人员参与编写。教材正文适当插入典型临床案例，使学生边读边想、边读边悟、边读边练，做到理论与相关岗位相结合，形成以案例为引导的职业教育教学模式新突破，提升人才培养针对性和适应性。

3. 体现行业发展，突出必需够用

教材编写坚持"已就业为导向，已全面素质为基础，以能力为本位"的现代职业教育教学改革方向。构建教材内容应紧密结合当前实际要求，吸收新技术、新方法、新材料，体现教材的先进性，教材编写落实"必需、够用"原则，教材编写以满足岗位需求、教学需求和社会需求的高素质人才，体现高职教学特点。同时做到与技能竞赛考核、职业技能等级证书考核的有机结合。

4. 建新型态教材，适应转型需求

适应职业教育数字化转型趋势和变革要求，依托"医药大学堂"在线学习平台，搭建与教材配套的数字化资源（数字教材、教学课件、图片、视频、动画及练习题等），丰富多样化、立体化教学资源，并提升教学手段，促进师生互动，满足教学管理需要，为提高教育教学水平和质量提供支撑。

本套教材的出版得到了全国知名专家的精心指导和各有关院校领导与编者的大力支持，在此一并表示衷心感谢。希望广大师生在教学过程中积极使用本套教材并提出宝贵意见，以便修订完善，共同打造精品教材。

前言 PREFACE

中华口腔医学会与中国整形美容协会于 2022 年 9 月共同发布了《口腔医疗美容服务规范》并正式实施，明确了口腔医疗美容服务项目类别、口腔医疗美容服务基本要求等一系列相关规定。介于此，也为多年来医学美容技术人员是否能够从事及如何从事口腔诊疗作出了指引，同时也为医学美容技术学生为什么学习"美容牙科技术"这门课程以及该学习哪些内容明确了方向。因此，纵观之前医学美容技术专业学生学习的《美容牙科技术》教材所编写的内容并没有明确划分该专业学生学习的侧重点及将来在口腔行业的从业方向，给非口腔医学专业学生学习口腔知识带来了不小的困惑：即到底该不该学、该学什么、学了有没有用。因此，及时编写一本指导医学美容技术专业学生学习美容牙科技术方面的知识与技能的教材显得十分必要。

《美容牙科技术》是"全国高等职业院校医学美容技术专业规划教材"之一，是集美容牙科基础教学人员与临床工作人员双方面的优势与特长，充分考虑到目前医学美容技术专业学生毕业后的从业现状，吸纳以往该类教材的优点，尊重行业法律法规，进行了大胆创新和认真细致的编写。教材理论联系实际，循序渐进，图文并茂，可读性和操作性均紧跟临床实际与发展，便于教师教学，对学生将来从事该方面工作具有很好的指导作用。

本教材共 10 个模块，重点介绍了美容牙科解剖生理学、美容牙科组织学、美容牙科美学基础知识、美容牙科的牙体牙髓治疗技术、美容牙科的牙周治疗技术、美容牙科的修复治疗技术、美容牙科的正畸治疗技术、美容牙的科颌面外科治疗技术及美容牙科的保健等内容。教材内容适当增加目前国内外本学科最新进展情况，突出医学美容技术专业学生应该掌握的部分，如术前沟通、操作流程、注意事项等，优化了口腔医师需要掌握的内容而美容医学技术学生只需了解的内容，主旨突出职业界限，工作适用，层次清楚，讲解详细，既可培养医学美容技术学生协助口腔医师从事相关工作的沟通与操作能力，又为学生今后进一步学习打下良好基础。

本教材主要供高职高专类院校医学美容技术专业师生使用，也可作为从事口腔医学相关工作的医务工作者参考用书。在编写过程中得到了各参编学校及医院的大力支持，参加编写人员全部来自教学和临床一线，在此一并表示敬意和感谢。

由于受编者水平和能力所限，本书在内容、文字、结构上不可避免会存在疏漏和不足，望广大师生提出宝贵意见，以便我们以后不断对教材加以完善。

编 者
2024 年 4 月

CONTENTS 目录

模块三　美容牙科组织学

模块四　美容牙科美学基础知识

模块五　美容牙科的牙体牙髓治疗技术

模块六　美容牙科的牙周治疗技术

模块七　美容牙科的修复治疗技术

模块八　美容牙科的正畸治疗技术

模块九　美容牙科颌面外科治疗技术

模块十　美容牙科的保健

模块一 绪 论

项目一 美容牙科技术概述

ⓔ 微课

PPT

学习目标

知识目标：通过本项目的学习，应能掌握美容牙科技术的定义；熟悉美容牙科技术的工作内容；了解美容牙科技术的特点和要求。

能力目标：能够运用美容牙科技术定义来简单阐述美容牙科技术工作的内涵。

素质目标：通过本项目的学习，树立对美容牙科工作的正确认识。

情境导入

情境：小张是医学美容技术专业的学生，这学期开始学习"美容牙科技术"这门课程。她认为这门课程的内容对她将来专业发展没有帮助。

思考：1. "美容牙科技术"的知识对应的是什么工作岗位？

2. 医学美容技术专业的学生将来会不会用到美容牙科技术方面的知识？

任务一 美容牙科技术定义

美容牙科技术是指以口腔医学、口腔医学美学和口腔美容医学基础理论为指导，以牙体牙髓病学、口腔修复学、口腔正畸学、口腔颌面外科学、牙周病学为主要的美学手段，治疗牙齿及口腔颌面部损容性疾病，增进牙齿生理功能和美容美感，提高口腔健康为目的，维护人体牙齿美和容貌美的口腔综合实践技术学科。与传统的口腔医学科学相比，它更强调审美效应和治疗结果的美学评价，使病例达到一个更趋近于健康与美学兼顾的层次，综合运用了审美、心理、修复、正畸和颌面外科手术相结合的手段，关注牙齿的色泽、形态、大小、质地、排列、咬合关系及其与容貌的协调性等方面的内容。

任务二 美容牙科技术工作内容

美容牙科技术主要包括：美容牙科牙体牙髓治疗技术、美容牙科牙周治疗技术、美容牙科修复治疗技术、美容牙科的正畸治疗技术、美容牙科颌面外科治疗技术、美容牙科的保健等。同时，还涉及人工牙的比色技术、美容牙科摄影技术、牙齿美白技术、模型制取技术、口腔扫描技术等。

随着人们对于牙科治疗效果的美观要求越来越高，美容牙科技术的工作技术与内容越来越丰富，给予牙齿的修复手段也更加多样化。例如，美容牙科中大量应用了瓷嵌体（图1-1）修复技术来弥补树脂修复牙体的局限性；瓷贴面（图1-2）技术更加完善了前牙牙体缺损的修复效果，在某些方面要优于前牙全冠修复；桩核冠（图1-3）的修复方式使很多之前为拔牙病例的缺损牙齿得以保留，保证了牙列的完整与美观；全瓷冠（图1-4）逐步取代了金属烤瓷全冠（图1-5），使牙体修复的美观效果和生物相容性大为提升；种植义齿（图1-6）的应用进步使得牙列缺损修复技术更加完善；吸附性全口义齿（图1-7）的出现使得全口义齿技术的时效性进一步提高；隐形矫治器（图1-8）让正畸患者体验了传统矫正装置所不具备的舒适与美观。

目前，随着生物科学、材料科学、计算机科学与人工智能等技术的进步，美容牙科技术既沿用了传统牙科的制作方法，也包含了现代美容牙科先进的修复与制作工艺。在实际工作中，上述某些技术已经成为美容牙科技术工艺流程中的一道工序、一个工种，甚至一项职业。

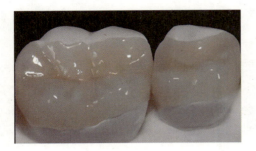

图1-1　瓷嵌体

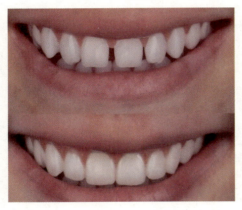

图1-2　瓷贴面

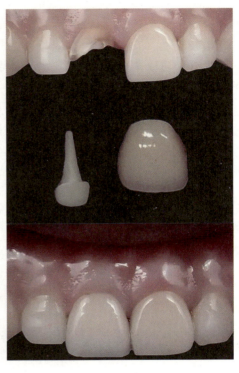

图1-3　桩核冠

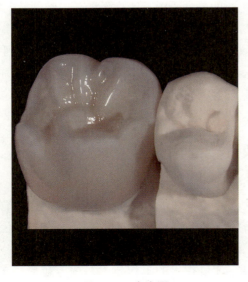

图1-4　全瓷冠

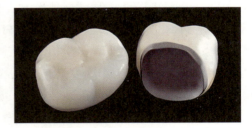

图1-5　金属烤瓷全冠

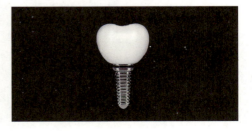

图1-6　种植义齿

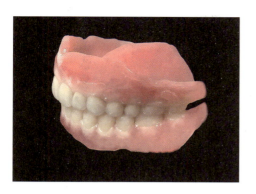

图 1-7　吸附性全口义齿

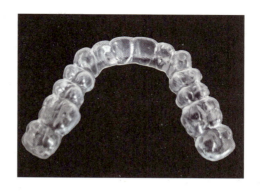

图 1-8　隐形矫治器

知识链接

行业专家对于美容牙科的认知

美容牙科（cosmetic dentistry）为口腔美容科的一部分，是以医学美学理论为指导，以口腔医学美容为基础，对牙齿及牙周组织的形态、色泽进行维护和修复的专科，是开展牙齿及牙周医学美容的口腔医疗美容分科，隶属于口腔医疗美容科。

任务三　美容牙科技术的特点和要求

美容牙科学是口腔医学的重要组成部分，也是口腔美容医学的一个重要分支学科。美容牙科技术是美容牙科的根基，具有口腔医学和美容医学的双重属性。作为防治牙齿疾病的需要，它与口腔医学紧密相连；作为美容医学属性，它又与医学美学、美容心理学等学科具有密切关联。随着当代医学观念的发展，健康理念的持续更新，新的生物-心理-社会医学模式的形成，给美容牙科学发展带来了新的契机，同时，也给美容牙科技术提出了新的概念和要求，促进了美容牙科技术的飞速发展。

美容牙科技术是一门实践性很强的技术学科。随着生活水平的提高及对生活质量要求的提升，因为牙齿美容而就医的患者日益增多，为使求美就医者的生理功能得以维护、修复和再塑，同时满足其心理需求，从事美容牙科技术工作者必须具有口腔医学美学、美容医学系统的理论知识和审美实践经验以及较强的工艺技术操作能力和水平，才能在对各类牙齿缺损或缺失、牙𬌗畸形作出正确诊断、合理设计的基础上，精确制作出各类修复体和矫治器，才能不断满足求美就医者日益增长的需求。而随着职业发展的高标准和工作内容的多元化，当今的美容牙科技术工作不是单一人员可以从头到尾完成的工作，而是需要更多非口腔医学类专业的从业人员辅助参与完成，而这类辅助工作者同样需要掌握美容牙科技术的基础知识及临床应用技能，对于就医者心理需求的了解与语言沟通能力比单一口腔医疗从业人员要求更高，同时具备临床辅助操作的能力，可以在临床从事美容牙科辅助工作。

答案解析

目标检测

1. 美容牙科技术学科涵盖内容不包含（　　）

A. 牙体牙髓治疗技术　　　B. 牙周治疗技术　　　C. 修复治疗技术

D. 正畸治疗技术　　　　　E. 唾液腺切除术

2. 以下内容不属于美容牙科技术范畴的是（　　）

    A. 人工牙的比色　　　　　B. 美容牙科摄影　　　　　C. 牙齿生长发育观察

    D. 模型制取　　　　　　　E. 口腔扫描

3. 以下说法正确的（　　）

    A. 美容牙科技术工作一个人就可以完成

    B. 美容牙科技术工作不需要和患者沟通

    C. 美容牙科技术工作需要考虑患者的心理预期

    D. 美容牙科技术工作不需要听取患者的意见

    E. 美容牙科和口腔医学是两种学科

（王　旭）

书网融合……

重点小结　　　　　　　微课　　　　　　　习题

项目二 美容牙科技术的形成和发展 微课

PPT

学习目标

知识目标：通过本项目的学习，应能掌握国内美容牙科技术的发展概况；熟悉国外美容牙科技术的发展概况；了解美容牙科技术的发展趋势。

能力目标：能够运用所学知识简要阐述美容牙科技术的发展历程。

素质目标：通过本项目的学习，树立对美容牙科技术发展的正确认识。

情境导入

情境：每年9月20日是我国的全国爱牙日，美容牙科技术工作者需要面对普通大众简要阐述美容牙科技术发展的概况。

思考：应该从哪几个方面阐述美容牙科技术的发展？

任务一 国外美容牙科技术发展概况

牙医学作为一门独立学科诞生于18世纪，并相继出现分支学科。到了20世纪，多种口腔材料和牙齿修复技术及理论的出现，为美容牙科学的发展提供了理论与实践基础。

1928年美国牙医Charles L Pincus为好莱坞电影演员制作牙齿贴面（即"好莱坞贴面"）来帮助演员完成演出，其间发现了很多牙科美学原理，形成了该学科的理论雏形，标志着美容牙科学的初步诞生。1975年美国成立了美学牙医学学会，每年都举行学术活动。美国的Ronald E Goldstein于1976年编著了《牙医学中的美学》，讲述了美学医学的基本理论、患者的审美心理、牙科美容技术等内容。1984年，Goldstein又出版了《改变您的微笑》一书，大幅度提升了美容牙科理论水平，推动了该学科的发展，被当时业界誉为"美学牙医学之父"。此后各国纷纷成立美学牙医学学会，美容牙科开始向世界范围拓展。1994年4月29日，在意大利的佛罗伦萨召开了第一届国际美学牙医学学术大会，同时成立了国际美学牙医学联盟（The International Federation of Esthetic Dentistry，IFED），目的是帮助分享与美学牙医学有关的知识、产品和技术。

20世纪50年代，金属烤瓷修复技术开始应用于牙齿的美学修复。1963年，牙科复合树脂被发明，继而陆续出现了合成树脂牙科粘接剂和粘接技术。1971年玻璃离子美容牙科材料和技术应用于临床。1952年首次提出了钛合金与骨的结合，为后来的种植体发展打下基础，仅仅几十年，种植牙便飞速发展，成为其他传统修复方法所无法替代的修复方式，到今天已经成为美容牙科技术不可或缺的重要组成。近代口腔正畸学开始于19世纪，经过一系列的研究与改进，新的正畸理论不断提出，到目前所使用的舌侧矫正与隐形矫正，无不体现着人们对于牙齿美学的不断追求。洁牙、牙齿美白等更多更新的美容牙科技术相继出现，使美容牙科学日趋完善。

任务二 国内美容牙科技术发展概况

我国美容牙科技术系统理论的研究起步较晚，20世纪80年代后期逐渐在学术界提出了美容牙科学的基本理论和学科体系建构，而我国的美容牙科技术的发展因基于国内外技术的融合，在新的起点上发展出自己的特色，发展较快，并取得了一定数量的成果，为世界的美容牙科发展贡献了自己的力量。

1989年我国首家医学美学研究会在安徽成立，在同时召开的全国学术大会上有学者率先提出了"口腔医学美学"的概念。1990年，全国学术团体中华医学会医学美学与美容学会美容牙科学组在武汉成立。从此，中国的美容牙科技术逐步发展起来，相关学术界期刊开辟了口腔医学美学栏目，学术研究论文大量发表，同期出版了美容牙科技术类的专著、教材，部分高校也开设了口腔美学讲座及专业课程，同时加强了与国外美容牙科团体的交流与合作。

我国美容牙科技术的历史源远流长。早在北公元前1100年，西周《礼记》中有"鸡初鸣，咸盥漱"的记载。公元前500年汉墓中出土的简帛医书《养生方》中有"朝夕啄齿不龋""鸡鸣时叩齿三十下，长行无齿虫，令人齿坚"的描述。这都表明中国在远古时代就有晨起漱口洁齿和早晚叩齿及防龋健美的理念。《马可波罗游记》（1298年）即有"中国东南部的居民有用金箔包饰牙齿"的记载。我国最早的一部药物专著《神农本草经》，有专门用于固齿美容的方剂。公元7世纪唐朝颁布世界第一部药典《唐新本草》，其中有银膏补牙的记载，其含有的银、汞、锡主要成分与现代的银汞合金成分十分相似。我国发现最早的全口义齿是19世纪中期制作的，以硫化橡胶为基托材料、瓷牙为人工牙的制品，现存于江苏省常州市博物馆。近百年来，西方牙医学在我国广泛传播，对我国牙医学的形成和发展起到了重要的推动作用。1908年我国成都出现了牙科诊所，并于1912年开办了中国有史以来第一个牙科工艺技术训练班，招收中国青年学习牙科修复工艺技术。从此前后，牙科修复技师基本靠师承的方式培养。20世纪80年代，我国医学美学发展步入系统化发展，我国的口腔医务工作者开始逐步地将美学原理和知识运用到口腔医学临床实践中，发展了中国人牙齿色度的研究与应用，改进了牙齿比色板及人工牙色彩质量的改进，发展出多层色树脂牙等，出现了套筒冠、精密附着体等可摘局部义齿新工艺方法，将美容牙科的发展提上了新的台阶。

知识链接

全国爱牙日的由来

1989年在北京召开的第一次全国牙病防治指导组工作会议上，白成平作为特邀代表参加了会议。期间，他向大会发出了"每年在全国开展一次爱牙日活动"的倡议。这一倡议立刻得到了与会代表的赞同和响应。在口腔医学界多名专家的联名呼吁下，1989年国家卫生部确定每年9月20日为"全国爱牙日"。

答案解析

···· 目标检测

1. "鸡鸣时叩齿三十下，长行无齿虫，令人齿坚"的牙齿保健方法出自专著（　）

　　A. 《千金方》　　　　　B. 《本草纲目》　　　　　C. 《养生方》

　　D. 《礼记》　　　　　E. 《马可波罗游记》

2. 我国第一个牙科诊所建立于（　　）
   A. 重庆　　　　　　　B. 北京　　　　　　　C. 成都
   D. 上海　　　　　　　E. 南京
3. 我国爱牙日是（　　）
   A. 每年 3 月 20 日　　B. 每年 9 月 20 日　　C. 每年 1 月 20 日
   D. 每年 12 月 20 日　　E. 每年 6 月 20 日

（王　旭）

书网融合……

重点小结　　　　　　　微课　　　　　　　习题

项目三　牙体解剖应用名称与解剖标志 微课

PPT

学习目标

知识目标：通过本项目的学习，应能掌握牙的组成和牙冠各面的命名；熟悉牙冠表面解剖标志；了解牙体解剖应用名称和牙体测量应用名词。

能力目标：能够准确说出牙体各面的名称和牙体表面的解剖结构名称。

素质目标：通过本项目的学习，树立科学严谨的口腔解剖学治学态度和口腔解剖学习中理论联系实际的思想。

情境导入

情境：李医生在接待患者咨询时，患者强调他左侧下后牙牙根部疼。

思考：1. 口腔中哪些牙可以称作后牙？

　　　2. 牙根能否在口腔中看到？

任务一　牙的组成与牙冠各面的命名

一、牙的组成

从牙体外部观察，每颗牙齿均由牙冠、牙根和牙颈三部分构成（图2-1）。

1. 牙冠（dental crown）　牙体外层被牙釉质覆盖的部分称为牙冠，又称解剖牙冠（anatomical crown）。前牙的冠形态简单，邻面呈三角形。其功能主要与切割、撕裂食物有关，兼顾美观和发音功能。后牙冠形态较前牙复杂，其功能主要是研磨食物。一般牙冠大部显露于口腔，与牙根交界在牙颈部。其中牙龈边缘上方露出的牙冠部分称临床牙冠（clinical crown）。

2. 牙根（dental root）　牙体被牙骨质覆盖的部分称为牙根，又称解剖牙根（anatomical root）。牙根包埋于牙槽骨中，有稳固牙齿的作用。牙根的形态与数目随牙齿功能的不同而有所差异，如前牙多为单根，磨牙通常有2~3个牙根，并且有一定的根分叉。牙根的尖端称为根尖，在每个根尖处通常有一个小孔供牙髓神经和血管通过，称根尖孔（apical foramen）（图2-2）。多根牙的牙颈部至根分叉之间的部分称为根干（root trunk of tooth）（图2-2）。在口腔内见不到的牙根通常称为临床牙根。

3. 牙颈（dental cervix）　牙冠与牙根交界处形成的弧形交界线，又称颈缘或颈线（cervical line）。

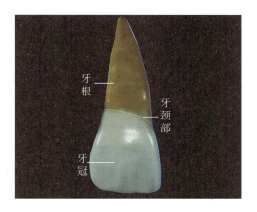

图 2 - 1 牙齿构成

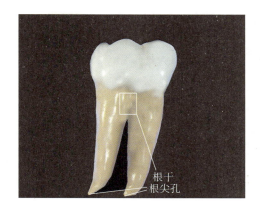

图 2 - 2 根干与根尖孔

二、牙冠各面的命名

每个牙的牙冠都有四个与牙体长轴近似平行的轴面和一个与牙体长轴大体垂直的𬌗面或切嵴，具体如下（图 2 - 3）。

1. 唇面（labial surface）或颊面（buccal surface） 前牙牙冠与唇黏膜接触的牙面称唇面。后牙牙冠与颊黏膜接触的牙面称颊面。

2. 舌面（lingual surface）或腭面（palatal surface） 牙冠靠近舌侧的牙面称舌面，因上颌牙牙冠舌面离腭侧近，故亦称腭面。

3. 邻面（proximal surface） 同一牙弓内相邻两牙紧邻接触的面称邻面。每个牙冠均有两个邻面，即近中面（mesial surface）和远中面（distal surface）。牙冠距离中线近的邻面称近中面，牙冠距离中线远的邻面称远中面。

4. 𬌗面（occlusal surface）和切嵴（incisal ridge） 上、下颌后牙咬合时发生接触的一面称𬌗面。前牙无𬌗面，其切端舌侧有切咬功能的嵴，称切嵴。

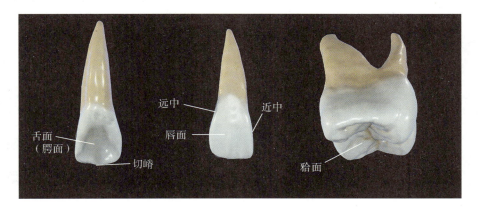

图 2 - 3 牙冠各面命名

任务二 牙冠表面解剖标志

一、牙冠的突起部分

1. 牙尖（dental cusp） 牙冠表面近似锥体形的显著隆起称牙尖（图 2 - 4）。

2. 舌隆突（cingulum） 前牙舌面近颈1/3处的半月形隆起称舌隆突（图2-5）。

3. 结节（tubercle） 是指牙冠上牙釉质过度钙化而形成的小突起（图2-5）。切牙初萌时切缘上所见的结节又称为切缘结节（mamelon），随着牙的磨耗逐渐消失。

4. 嵴（ridge） 牙冠表面细长形的牙釉质隆起称为嵴。根据其位置、形状和方向，嵴可分为切嵴、边缘嵴、牙尖嵴、三角嵴、横嵴、斜嵴、轴嵴和颈嵴。

（1）切嵴（incisal ridge） 为切牙切端舌侧长条形牙釉质隆起（图2-5）。

（2）边缘嵴（marginal ridge） 为前牙舌面窝的近远中边缘及后牙𬌗面边缘的长条形牙釉质隆起（图2-5）。

（3）牙尖嵴（cusp ridge） 从牙尖顶端斜向近、远中的嵴（图2-6）。

（4）三角嵴（triangular ridge） 为从后牙牙尖顶端伸向𬌗面的细长形牙釉质隆起（图2-4）。

（5）斜嵴（oblique ridge） 𬌗面两牙尖三角嵴斜形相连形成（图2-7）。

（6）横嵴（transverse ridge） 是相对牙尖的两条三角嵴，横过𬌗面相连形成的嵴（图2-7）。

（7）轴嵴（axial ridge） 轴面上从牙尖顶端伸向牙颈的纵形隆起（图2-6）。

（8）颈嵴（cervical ridge） 牙冠的唇颊面上沿颈缘部微突的牙釉质隆起（图2-6）。

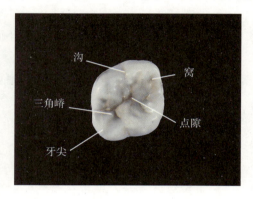

图2-4 三角嵴、牙尖、沟、窝、点隙

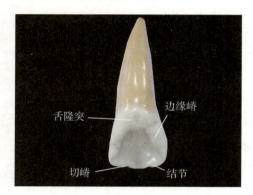

图2-5 切嵴、边缘嵴、结节、舌隆突

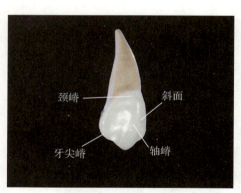

图2-6 颈嵴、斜面、牙尖嵴、轴嵴

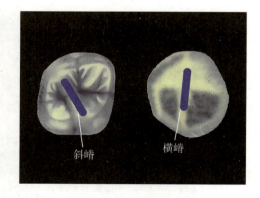

图2-7 斜嵴、横嵴

二、牙冠的凹陷部分

1. 窝（fossa） 牙冠表面不规则的凹陷称为窝。

2. 沟（groove） 指牙冠各面上，介于牙尖和嵴之间，或窝底部的细长形凹陷部分。

（1）发育沟（developmental groove） 为牙生长发育时，两生长叶相融合所形成的浅沟。钙化不全的沟称为裂（fissure），是龋病的好发部位。

（2）点隙（pit）　3条或3条以上发育沟汇合而成，或某些发育沟末端的点状凹陷。

三、斜面

斜面（inclined surface）是组成牙尖的各面。每个牙尖有四个斜面，两斜面相交成嵴，四斜面相交成牙尖顶。各斜面依其在牙尖的位置而命名，如前磨牙颊尖的斜面有颊尖颊侧近中斜面、颊尖颊侧远中斜面、颊尖舌侧近中斜面和颊尖舌侧远中斜面。

任务三　牙体解剖应用名称

1. 中线（median line）　通过颅面正中的一条假想线，该线通过两眼之间、鼻尖和上颌两中切牙和下颌两中切牙之间（图2-8）。中线与正中矢状面相一致，将牙弓左右平分成两部分。

2. 牙体长轴（long axis）　纵向通过牙体中心的一条假想线（图2-9）。

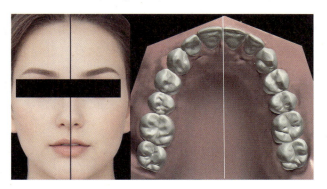

图2-8　中线

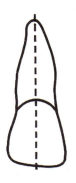
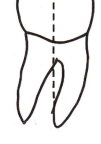

图2-9　牙体长轴

3. 线角（line angle）　牙冠上两个相邻牙面相交处形成一线，在该线上所成的角称线角。

4. 点角（point angle）　牙冠上三个相邻牙面相交处形成一点，在该点上所成的角称点角。

5. 外形高点（height of contour）　牙冠各轴面最突出部分。

6. 牙体三等分（division into thirds）　为了便于明确牙体各面上某一部位所在，常将牙轴面在一个方向分为三等分来描述。如在唇（颊）、舌向可将牙冠邻面分为唇（颊）1/3、中1/3和舌1/3；在近远中向可将牙冠分为近中1/3、中1/3和远中1/3；在垂直向可将牙冠可分为切（𬌗）1/3、中1/3和颈1/3；牙根则可分为根颈1/3、根中1/3和根尖1/3（图2-10）。

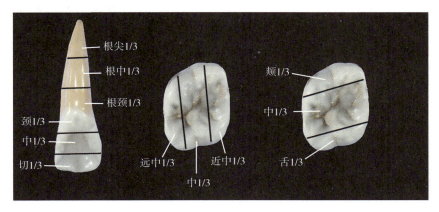

图2-10　牙体三等分

7. 牙体髓腔解剖结构名称 牙髓腔简称髓腔（pulp cavity），位于牙体中部，周壁除根尖孔外，其余均被牙本质所包绕，髓腔内充满牙髓。髓腔的形状与牙体外形基本相似。髓腔各部名称（图 2 - 11）如下。

（1）髓室（pulp chamber） 为髓腔位于牙冠及牙根颈部的部分，其形状与牙冠的外形相似。前牙髓室与根管无明显界限，后牙髓室约呈立方形，分顶、底及四壁，每一个牙齿内仅有一个髓室。

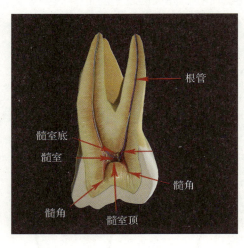

图 2 - 11 髓腔

1）髓室顶（roof of pulp chamber）与髓室底（floor of pulp chamber） 与𬌗面或切嵴相对应的髓室壁称髓室顶，与髓室顶相对的髓室壁称髓室底，两者之间的距离称为髓室高度。

2）髓室壁（wall of pulp chamber） 与牙体轴面相对应的髓腔牙本质壁分别称近中髓壁、远中髓壁、颊侧髓壁和舌侧髓壁。

3）髓角（pulp horn） 为髓室伸向牙尖突出成角形的部分，其形状与牙尖外形相似。刚萌出不久的恒牙髓室大，髓角至𬌗面的距离近。老年人髓腔内径变小，髓角变低，髓角至𬌗面的距离变大。

4）根管口（root canal orifice） 位于髓室底上，为髓室与根管的移行处。

（2）根管（root canal） 是髓腔除髓室以外的管道部分。每个牙根内可有 1 个或多个根管。

任务四 临床常用牙体测量应用名词

临床上测量牙齿的几项指标中，较为常用的有牙的长度、牙冠的长度、牙根的长度和牙冠的宽度（图 2 - 12）。

1. 牙的长度 由牙的切缘或最凸的牙尖顶至根尖的垂直距离，以最长牙根末端为准。

2. 牙冠的长度 在牙的唇（颊）舌面上由牙的切缘或最凸的牙尖顶至颈缘线最凸点之间的垂直距离，相当于牙冠的切龈（颈）径或𬌗龈（颈）径。

3. 牙根的长度 在牙的唇（颊）、舌面上由颈缘线最凸点至根尖末端的垂直距离，以最长牙根末端为准。

4. 牙冠的宽度 指牙冠近中面与远中面上两个最凸点（接触点）之间的水平距离，相当于牙冠的近远中径。

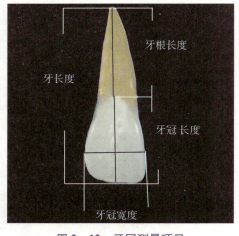

图 2 - 12 牙冠测量项目

知识链接

牙齿的黄金比例

黄金比例是公元前 300 年欧几里得提出的一个定律，现将其应用于牙科美学中。正常情况下，侧切牙比中切牙小，如果它们大小相差不多，这在美学上是不能接受的。采用黄金比例的概念来平衡中切牙、侧切牙和尖牙的美学效果已得到临床验证。如中切牙的宽度和侧切牙的宽度比是黄金比例，即中切牙的宽度是侧切牙的 1.618 倍。按照黄金比例设计的牙齿，其微笑的效果是令人满意的。

答案解析

•••• **目标检测**

1. 从牙体外形观察，牙齿可以分为（ ）

   A. 牙冠、牙体、牙颈　　B. 牙冠、牙体、牙龈　　C. 牙冠、牙周、牙颈

   D. 牙冠、牙根、牙颈　　E. 牙冠、牙根、牙周

2. 牙冠各轴面最突出的部分称（ ）

   A. 线角　　　　　　　B. 外形高点　　　　　　C. 点角

   D. 沟　　　　　　　　E. 窝

3. 中线将牙弓平分为（ ）

   A. 上下两部分　　　　B. 左右两部分　　　　　C. 前后两部分

   D. 1/3 与 2/3 两部分　　E. 以上说法均错误

（朱兰兰）

书网融合……

重点小结　　　　　　　微课　　　　　　　　习题

项目四　牙的分类、萌出与牙位记录 微课

PPT

学习目标

知识目标：通过本项目的学习，应能掌握牙齿的分类、名称及记录方法；熟悉不同牙齿的解剖结构特点；了解牙齿的萌出时间及顺序。

能力目标：能够运用本章所学知识来正确描述牙齿的解剖形态。

素质目标：通过本项目的学习，树立敬畏生命的职业操守。

情境导入

情境：某小患者在妈妈的带领下来检查牙齿。妈妈向你询问，一般小孩子几岁开始开始换牙。

思考：1. 儿童一般几岁开始替换牙齿？

　　　2. 人的一生中可以有几副天然牙齿？

任务一　牙的分类

牙的分类主要有两种方法：一种是根据牙齿的解剖形态特点和功能分类；另一种是根据牙在口腔内萌出的顺序分类。

一、根据牙齿的解剖形态特点和功能分类

食物进入口腔后，需经过切割、撕裂、捣碎和磨细等工序将其粉碎，才能有效完成咀嚼功能。根据此功能特性，恒牙可分为切牙、尖牙、前磨牙和磨牙四类；乳牙可分为乳切牙、乳尖牙和乳磨牙三类。

（一）切牙

切牙（incisor）位于口腔前部，上、下、左、右共 8 颗，包括上颌中切牙、上颌侧切牙和下颌中切牙、下颌侧切牙。切牙的主要功能是切割食物。

1. 上颌中切牙（maxillary central incisor）　是切牙中体积最大、近远中径最宽的牙，位于中线两侧。牙冠唇面较平，近似梯形，牙冠切 1/3 可见两条纵形发育沟。切缘与近中缘相交成直角，与远中缘相交略圆钝，借此可区分左右。该牙刚刚萌出时切缘可见三个切缘结节，随着磨耗逐渐变平。牙冠唇面形态常可分为卵圆形、尖圆形、方圆形三种，常与人的面型相协调。舌面中央凹陷形成舌窝，牙颈部有舌面隆突，近、远中面似三角形。牙根多为粗直单根（图 2-13）。

2. 上颌侧切牙（maxillary lateral incisor）　位于上颌中切牙的远中，形态与上颌中切牙基本相似，但体积稍小。牙冠唇面呈梯形，舌窝窄且深。上颌侧切牙常出现锥形牙或先天缺失。邻面略呈三角形。牙根多为细长单根（图 2-14）。

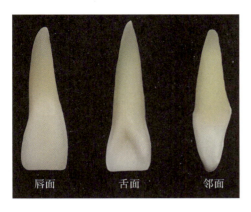

图 2 – 13 上颌中切牙

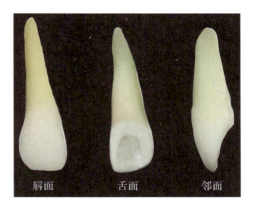

图 2 – 14 上颌侧切牙

3. 下颌中切牙（mandibular central incisor） 是全口恒牙中体积最小的牙。牙冠宽度约为上颌中切牙的 2/3。唇面平坦略呈梯形，近中切角与远中切角约相等，离体后很难区分左右。舌面窝较浅，舌隆突较小。邻面略呈三角形。切嵴平直。牙根为窄而扁单根，较直，根尖略偏远中。牙根远中面有长形凹陷较近中面略深，可作为鉴别左右的参考标志。邻面略呈三角形（图 2 – 15）。

4. 下颌侧切牙（mandibular lateral incisor） 牙冠比下颌中切牙稍宽。切缘略向远中倾斜，近中缘直，远中缘稍弯，远中切角较近中切角圆钝。舌面与下颌中切牙相似。邻面略呈三角形。牙根为扁圆单根，根尖略偏远中（图 2 – 16）。

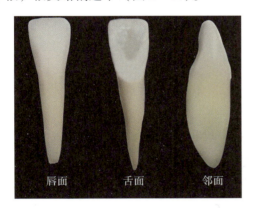

图 2 – 15 下颌中切牙

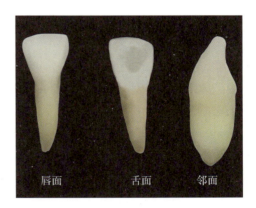

图 2 – 16 下颌侧切牙

（二）尖牙

尖牙（canine）位于口角处，俗称虎牙，上、下、左、右共 4 颗，包括上颌尖牙和下颌尖牙。牙冠较厚，唇舌面呈五边形，邻面略呈三角形。牙根多为单根。尖牙的主要功能是穿刺和撕裂食物。

1. 上颌尖牙（maxillary canine） 是全口中最长的牙齿。牙冠唇面略呈五边形，舌面与唇面外形相似，但略小，舌面隆突显著。由牙尖伸向舌隆突有一纵嵴称为舌轴嵴，舌窝被舌轴嵴分成较小的近中舌窝和较大的远中舌窝。邻面略呈三角形。牙尖顶偏近中。牙根粗直单根，根颈横切面呈圆三角形，根尖略偏远中（图 2 – 17）。

2. 下颌尖牙（mandibular canine） 与上颌尖牙形态相似，牙体较上颌尖细长。牙冠唇面为窄长五边形，舌面小于唇面，略凹，邻面略呈三角形，牙根为扁圆单根，近、远中根面有浅长凹陷，根尖略偏远中（图 2 – 18）。

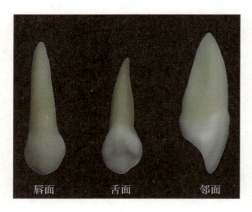

唇面　　　舌面　　　邻面

图 2 - 17　上颌尖牙

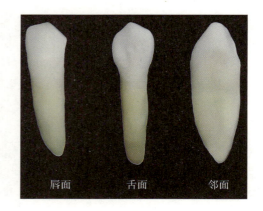

唇面　　　舌面　　　邻面

图 2 - 18　下颌尖牙

（三）前磨牙

前磨牙（premolar）位于尖牙与磨牙之间，上、下、左、右共 8 颗，包括上颌第一前磨牙、上颌第二前磨牙、下颌第一前磨牙和下颌第二前磨牙。牙冠约呈立方形，颊、舌面呈五边形，邻面呈四边形，咬合面有两个尖（少数下颌第二前磨牙有三个牙尖）。牙根可有分叉。前磨牙的主要功能是协助尖牙撕裂兼有捣碎食物作用。

1. 上颌第一前磨牙（maxillary first premolar）　为前磨牙中体积最大的牙。牙冠颊面与尖牙唇面相似，颊尖偏远中。舌面较颊面小，略呈卵圆形。舌尖短小圆钝，偏近中。邻面略呈四边形，有沟从𬌗面跨过近中边缘嵴至近中面 1/3 处，称近中沟，远中面较圆滑。𬌗面略呈六边形，有颊舌两尖，颊尖较大，偏远中，舌尖较小，偏近中。𬌗面有三个窝，即中央窝、近中窝和远中窝。牙根较扁，多数在牙根中部或根尖 1/3 分叉为颊、舌两根，根尖略偏远中（图 2 - 19）。

2. 上颌第二前磨牙（maxillary second premolar）　牙冠圆突，颊、舌尖偏近中。邻面略呈四边形。𬌗面略呈六边形。中央窝较浅。牙根为扁形单根，很少分叉（图 2 - 20）。

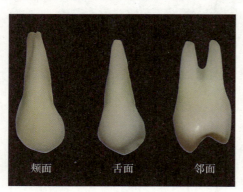

颊面　　　舌面　　　邻面

图 2 - 19　上颌第一前磨牙

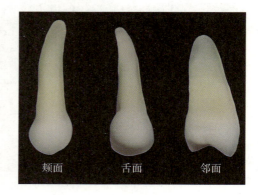

颊面　　　舌面　　　邻面

图 2 - 20　上颌第二前磨牙

3. 下颌第一前磨牙（mandibular first premolar）　前磨牙中体积最小。颊尖长，偏近中。舌尖小。邻面略呈四边形。𬌗面略呈卵圆形，颊尖大，舌尖小，均偏近中。颊尖三角嵴和舌尖三角嵴相连横过𬌗面形成横嵴。牙根为长的单根，根尖略偏远中（图 2 - 21）。

4. 下颌第二前磨牙（mandibular second premolar）　较下颌第一前磨牙体积大。牙冠外形方圆。如有两个牙尖，𬌗面为椭圆形，两尖均偏近中，发育沟多为 H 形或 U 形。如有三个牙尖，𬌗面为方圆形，有一个颊尖和两个舌尖，近中舌尖大于远中舌尖，发育沟多为 Y 形。牙根为扁圆单根，根尖略偏远中（图 2 - 22）。

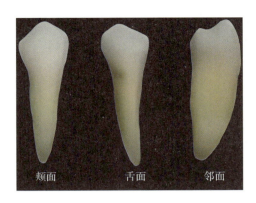

图 2-21 下颌第一前磨牙

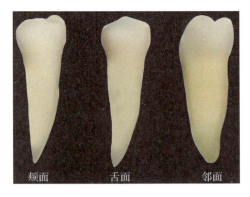

图 2-22 下颌第二前磨牙

（四）磨牙

磨牙（molar）位于前磨牙远中，上、下、左、右共 12 颗，包括上颌第一磨牙、上颌第二磨牙、上颌第三磨牙、下颌第一磨牙、下颌第二磨牙和下颌第三磨牙。牙冠略呈立方形，邻面略呈四边形，有 4~5 个牙尖，2~3 个牙根。磨牙的主要功能为磨细食物。

1. 上颌第一磨牙（maillary first molar） 6 岁左右萌出，又称"六龄齿"，是上颌牙弓中体积最大的牙。牙冠颊面略呈梯形，舌面与颊面大小相近。近中舌尖的舌侧偶有第五牙尖，又称卡氏尖（cusp of Carabelli）。邻面呈四边形。𬌗面结构复杂，外形轮廓呈斜方形。𬌗面有近中颊尖、远中颊尖、近中舌尖和远中舌尖四个牙尖，其中近中舌尖最大，是上颌第一磨牙的主要功能尖，远中舌尖最小。𬌗面中部凹陷成窝，主要有中央窝、近中窝及远中窝。中央窝较大，远中窝较小，中央窝内有中央点隙。上颌第一磨牙一般有三个牙根，颊侧两根分别为近中颊根和远中颊根，舌侧有舌根，舌根是三根中最大者（图 2-23）。

2. 上颌第二磨牙（maxillary second molar） 与上颌第一磨牙形态相似，牙冠颊面倾斜度大，近中舌尖略大，远中颊、舌尖小，牙根数与分布同上颌第一磨牙，少数牙近中颊根或远中颊根与舌根融合，或近、远中颊根融合成两根，极少数为近、远中颊根和舌根融合（图 2-24）。

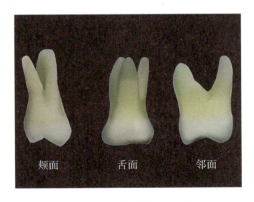

图 2-23 上颌第一磨牙

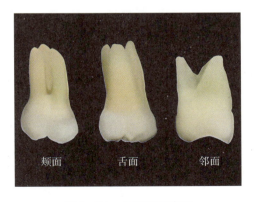

图 2-24 上颌第二磨牙

3. 上颌第三磨牙（maxillary third molar） 又称智齿，形态、大小、位置、牙根的数目和形态变异很大，牙根多数合并成一个锥形根（图 2-25）。

4. 下颌第一磨牙（mandibular first molar） 为恒牙中萌出最早的牙，约在 6 岁左右萌出，亦称其为"六龄齿"，是下颌牙弓中体积最大的牙。牙冠颊面略呈梯形，舌面比颊面小。邻面呈四边形，𬌗面形态复杂，为𬌗面尖、嵴、窝、沟、斜面最多的牙，有中央窝，窝内有中央点隙。下颌第一磨牙一般有 5 个牙尖。牙根为扁厚双根，根干短（图 2-26）。

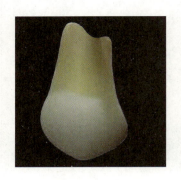

图 2 –25 上颌第三磨牙

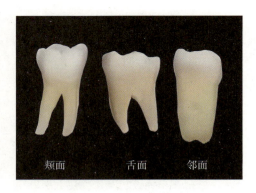

颊面　　　　　舌面　　　　　邻面

图 2 –26 下颌第一磨牙

5. 下颌第二磨牙（mandibular second molar）　与下颌第一磨牙形态相似，一般有四个牙尖，部分有五个牙尖。四个牙尖最常见，其𬌗面呈方圆形，𬌗面中央窝内有 4 条发育沟呈十字形分布。五个牙尖不常见，𬌗面有 5 条发育沟。下颌第二磨牙的牙根多为双扁根，根尖皆偏远中，有时聚成一锥形。少数牙近、远中根颊侧融合，舌侧仍分开，牙根横断面呈 C 形，称 C 形根。极少数分叉为三根，即近中颊根、近中舌根和远中根（图 2 –27）。

6. 下颌第三磨牙（mandibular third molar）　形态、大小、位置变异最多。牙根常融合成锥形根，也有分叉成多根者（图 2 –28）。

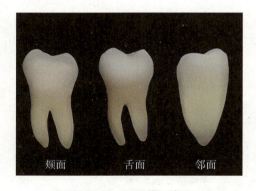

颊面　　　　　舌面　　　　　邻面

图 2 –27 下颌第二磨牙

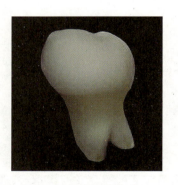

图 2 –28 下颌第三磨牙

二、根据萌出的顺序分类

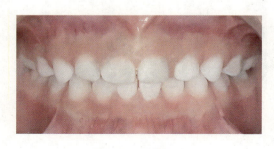

图 2 –29 乳牙列

根据萌出的顺序，牙齿可分为恒牙和乳牙。根据乳牙的形态特点和功能特性，乳牙可分为乳切牙（共 8 颗）、乳尖牙（共 4 颗）和乳磨牙（共 8 颗）三类（图 2 –29）。

1. 乳切牙（deciduous incisor）　位于儿童乳牙期的口腔前部，上、下、左、右共 8 颗，包括上颌乳中切牙、上颌乳侧切牙、下颌乳中切牙和下颌乳侧切牙。

2. 乳尖牙（deciduous canine）　位于儿童乳牙期口角处，上、下、左、右共 4 颗，分为上颌乳尖牙和下颌乳尖牙。

3. 乳磨牙（deciduous molar）　位于儿童乳牙期尖牙远中，上、下、左、右共 8 颗，分为上颌第一乳磨牙、上颌第二乳磨牙、下颌第一乳磨牙和下颌第二乳磨牙。

因美容牙科技术主要研究恒牙形态的修复，故在此作简单介绍，不再赘述乳牙形态特点，在临床加以区分即可。

临床上，还经常以口角为界把全口牙齿分为前牙（anterior teeth）和后牙（posterior teeth），前牙包括切牙和尖牙，后牙包括前磨牙和磨牙。

知识链接

牙的颜色

很多人喜欢洁白的牙齿，过于追求白色，而忽略了健康。健康清洁的牙应该是排列整齐，淡黄色中透出明亮的白色，视为美的象征。恒牙矿化程度相对较高，半透性高，明度较低，色度略偏黄色。乳牙由于矿化程度较低，相较于恒牙，其明度较高，半透性较低，色度偏乳白色。

任务二　牙位记录

在临床工作中，为了便于描述牙的名称及部位，常以一定的符号加以表示。目前最常用的牙位记录方法有以下三种。

一、部位记录法

部位记录法为目前我国常用的临床牙位记录法，采用该法记录牙位时首先要将牙弓进行分区，以"十"符号将上、下颌牙弓分为四个区，垂线代表中线以区分左右，水平线表示𬌗面以区分上下。"⌐"表示患者的右上区，称为 A 区，"⌐"表示患者的左上区，称为 B 区，"⌐"表示患者的右下区，称为 C 区，"⌐"表示患者的左下区，称为 D 区（图 2-30）。恒牙的临床牙位记录用阿拉伯数字 1~8 分别代表恒牙的中切牙至第三磨牙，如中切牙为 1，第三磨牙为 8。乳牙的临床牙位记录采用罗马数字 Ⅰ~Ⅴ分别代表乳中切牙至第二乳磨牙（图 2-31）。

A	B
C	D

图 2-30　上下颌牙弓分区

87654321	12345678
87654321	12345678

Ⅴ Ⅳ Ⅲ Ⅱ Ⅰ	Ⅰ Ⅱ Ⅲ Ⅳ Ⅴ
Ⅴ Ⅳ Ⅲ Ⅱ Ⅰ	Ⅰ Ⅱ Ⅲ Ⅳ Ⅴ

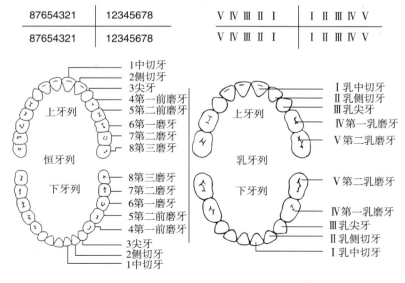

图 2-31　部位记录法

二、通用编号记录法

采用阿拉伯数字 1~32 将每颗恒牙用固定的编号表示。右上颌第三磨牙起编为#1，上颌牙齿由右向左依次编号，右上颌中切牙编为#8，左上颌中切牙编为#9，左上颌第三磨牙编为#16。下颌牙齿依次由左向右编号，左下颌第三磨牙编为#17，左下颌中切牙编为#24，右下颌中切牙编为#25，右下颌第三磨牙编为#32（图2-32）。乳牙的临床牙位记录采用英文字母 A~T 进行编号。上颌乳牙由右向左依次编号，A 表示右上颌第二乳磨牙，J 表示左上颌第二乳磨牙。下颌乳牙依次由左向右编号，K 表示左下颌第二乳磨牙，T 表示右下颌第二乳磨牙（图2-32）。

1 2 3 4 5 6 7 8	9 10 11 12 13 14 15 16
32 31 30 29 28 27 26 25	24 23 22 21 20 19 18 17

恒牙列

A B C D E	F G H I J
T S R Q P	O N M L K

乳牙列

图2-32 通用编号记录法

三、国际牙科联合会系统

18 17 16 15 14 13 12 11	21 22 23 24 25 26 27 28
48 47 46 45 44 43 42 41	31 32 33 34 35 36 37 38

恒牙列

55 54 53 52 51	61 62 63 64 65
85 84 83 82 81	71 72 73 74 75

乳牙列

图2-33 国际牙科联合会系统

国际牙科联合会系统（Federation Dentaire International system，FDI）采用两位数记录牙位，十位数表示牙所在的区域象限，恒牙区以 1、2、3、4 表示；乳牙区以 5、6、7、8 表示。"1"表示恒牙右上区，"2"表示恒牙左上区，"3"表示恒牙左下区，"4"表示恒牙右下区。"5"表示乳牙右上区，"6"表示乳牙左上区，"7"表示乳牙左下区，"8"表示乳牙右下区。个位数表示牙的排列顺序（图2-33）。

任务三　牙的萌出

牙的发育是一个连续过程，包括生长期、钙化期和萌出期。牙胚包埋于上、下颌骨内，随着颌骨生长发育逐渐显露于口腔。牙胚破龈而出的现象称为出龈。从牙冠出龈至上、下颌牙达到咬合接触的全过程称为萌出。牙的萌出是在一定的时间内按一定顺序左右成对萌出。一般情况下，下颌牙的萌出较上颌同名牙略早。

一、乳牙的萌出

乳牙胚从胚胎第 2 个月即发生，5~6 个月开始钙化，至出生时颌骨内 20 个乳牙胚均已形成。婴儿出生后 6 个月左右乳牙开始萌出，至 2 岁半左右全部萌出。一般情况下，乳牙的萌出顺序为：Ⅰ→Ⅱ→Ⅳ→Ⅲ→Ⅴ。在乳牙萌出期间，牙的萌出顺序也可因牙及牙周组织的生长状况、口周肌肉的作用及全身内分泌因素的影响而发生异常，但通常不会影响生长发育。

二、恒牙的萌出

乳牙胚形成后相继形成恒牙胚，于胚胎第 4 个月至出生后 1 岁时陆续形成，第三恒磨牙牙胚形成于出生后 4~5 岁。出生至 5 岁以各牙胚陆续钙化。6 岁左右在第二乳磨牙的远中，第一恒磨牙开始萌出。此牙不替换任何乳牙。2 岁半左右至 6～7 岁期间，儿童口腔中仅有乳牙存在，称为乳牙期。6～7岁至 12～13 岁，恒牙逐渐替换乳牙，此阶段称为替牙期。12～13 岁以后，口腔中全部为恒牙，称为恒牙期。恒牙萌出顺序也有一定的规律：上颌多为 6→1→2→4→3→5→7 或 6→1→2→4→5→3→7；下颌多为 6→1→2→3→4→5→7 或 6→1→2→4→3→5→7。第三磨牙萌出较晚，约在 20 岁。第三磨牙常因颌骨发育不足而出现萌出变异，可终生不萌出，部分成年人第三磨牙先天缺失。

答案解析

目标检测

1. 乳牙萌出的时间一般是（ ）

   A. 3 个月　　　　B. 6 个月　　　　C. 9 个月

   D. 1 岁　　　　　E. 2 岁

2. 下列不需要替换对应乳牙的是（ ）

   A. 切牙　　　　　B. 尖牙　　　　　C. 前磨牙

   D. 磨牙　　　　　E. 以上均错误

3. #5 表示（ ）

   A. 右上颌第一前磨牙　　B. 左上颌第一前磨牙　　C. 右上颌乳中切牙

   D. 左上颌乳中切牙　　　E. 左上颌乳侧切牙

（朱兰兰）

书网融合……

重点小结　　　　　微课　　　　　习题

项目五　牙釉质 微课

PPT

学习目标

知识目标：通过本项目的学习，应能掌握牙釉质的定义；熟悉牙釉质的理化特性；了解牙釉质的组织学结构。

能力目标：能够运用牙釉质的理化特性和组织学结构知识简单阐述与之相关的临床现象。

素质目标：通过本章的学习，树立理论联系实际思维方式，提高牙釉质相关理论知识的运用能力。

情境导入

情境：患者前来咨询有关牙齿颜色的问题，即患者发现自己每颗牙齿的颜色都存在着细微的差别。

思考：牙齿颜色不同是正常的现象吗？如何解释？

任务一　理化特性

牙釉质（enamel）是一层覆盖于牙冠表面高度矿化的硬组织（图3-1），外观呈乳白色或淡黄色，有光泽，其颜色与牙釉质的厚度和矿化程度有关，矿化程度越高，牙釉质越透明，则因透出深部牙本质而呈淡黄色。釉质厚度不一，切牙的切缘处牙釉质厚约2mm，磨牙的牙尖处厚约2.5mm，自切缘或牙尖处至牙颈部逐渐变薄，颈部呈刀刃状，故呈现出不同的颜色变化。

牙釉质硬度约为洛氏硬度值296，是人体中最硬的组织，对咀嚼磨耗有较大的抵抗力，是深部牙本质和牙髓的保护层。

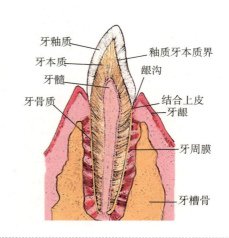

牙釉质　　釉质牙本质界
牙本质　　龈沟
牙髓
牙骨质　　结合上皮
　　　　　牙龈
　　　　　牙周膜
　　　　　牙槽骨

知识链接

洛氏硬度值

洛氏硬度值（Knoop hardness number，KHN）是洛氏硬度计的测量值，其测量的原理是当测量硬度时，根据物质的大体硬度，给硬度计加上一定的载荷，硬度计的测量头（金刚石）以一定的速度下降并落在受测物体上。根据测量头在受测物体上压出的痕迹，计算受测物体的硬度值。痕迹越浅说明受测物体越硬。

成熟牙釉质重量的96%～97%为无机物,其余为有机物和水。体积与重量不成正比,其无机物占总体积的86%,有机物占2%,水占12%。牙釉质的无机物几乎全部由含钙、磷离子的磷灰石晶体和少量的其他磷酸盐晶体等组成。牙釉质晶体非常相似于六方晶系的羟基磷灰石 $[Ca_{10}(PO_4)_6(OH)_2]$ 晶体,这些晶体内还含有一些微量元素,使晶体具有耐龋潜能,比如氟,其他具有耐龋潜能的元素还有硼、钡、锂、镁、钼、锶和钒。

成熟牙釉质中的有机物不足1%,主要由蛋白质和脂类组成。蛋白质主要来自于成釉细胞,主要有釉原蛋白、非釉原蛋白和蛋白酶等三大类。这些蛋白质的主要作用是引导牙釉质晶体的生长,也可能具有黏结晶体和釉柱的作用。牙釉质中的水以结合水和游离水两种形式存在,大部分是以结合水的形式存在。晶体之间存在的微小缝隙,使牙釉质存在微弱的渗透性。放射性同位素示踪研究证明,^{45}Ca、^{32}P等均能由牙髓经牙本质或从唾液进入牙釉质,并且能很缓慢地移去。随着年龄的增长,有机物等进入牙釉质而使其颜色变深和通透性下降,牙釉质代谢减缓。当牙髓发生坏死时,牙釉质代谢将进一步受到影响,失去正常的颜色和光泽,变为灰黑色,质地变脆、易裂。

任务二　组织学结构

一、釉柱

釉柱(enamel rod)是牙釉质的基本结构,呈细长柱状,起自釉牙本质界,贯穿牙釉质全层到达牙齿的表面。釉柱在窝沟处由釉牙本质界向窝沟底部集中,呈放射状;在近牙颈部,排列几乎呈水平状(图3-2)。

光镜下釉柱横断面呈鱼鳞状(图3-3)。电镜下呈球拍样,头部呈圆形,尾部细长,相邻釉柱以头尾相嵌形式排列(图3-4)。

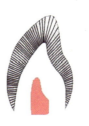
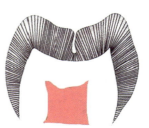

图3-2　釉柱排列方向示意图

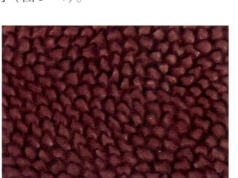

图3-3　光镜下釉柱横断面图像

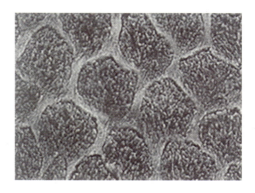

图3-4　扫描电镜下釉柱横断面图像

二、釉质内其他重要结构

1. 釉牙本质界(enamel-dentinal junction,EDJ)　是来自于上皮和外间充质两种不同矿化组织的交界面,交界面的牙釉质形成许多弧形外突,呈现出连续贝壳状。

2. 生长线　牙釉质生长线又名芮氏线,牙釉质横断磨片中,此线呈深褐色同心环状排列,类似树的年轮。牙釉质生长线是牙釉质周期性的生长速率改变所形成的间歇线,其宽度和间距因发育状况变化而不等。

3. 无釉柱牙釉质 在近釉牙本质界最先形成的牙釉质和多数乳牙及恒牙表层 $20 \sim 100 \mu m$ 厚的牙釉质，因晶体相互平行排列而看不到釉柱结构，称为无釉柱牙釉质。

三、牙釉质结构的临床意义

（1）龋的始发和牙釉质磷灰石晶体的溶解破坏有关，而氟离子可以进入磷灰石晶体中，与其 HCO_3^- 和 OH^- 等发生置换，使牙釉质的晶体结构变得更为稳定，从而可增强牙釉质的抗龋能力，所以临床常用氟化物来预防牙釉质龋的发生。

（2）在牙釉质咬合面的点隙裂沟内，较易滞留细菌和食物残渣，常成为龋的始发部位，因而如能采取措施早期封闭这些点隙裂沟，对龋的预防有一定帮助，所以窝沟封闭是临床预防窝沟龋的重要措施。

（3）釉柱的排列方向在临床上也具有一定的意义。在治疗龋制备洞型时，一般不宜保留失去牙本质支持的悬空釉柱，否则充填后，当牙受压力时，悬空的牙釉质常碎裂，使窝洞边缘产生裂缝，引起继发龋。

（4）牙釉质表面酸蚀是临床进行粘接前的重要步骤。其机制在于通过酸蚀使牙釉质无机磷灰石部分溶解而形成蜂窝状的粗糙表面，以增加固位力。牙釉质表面的溶解与釉柱和晶体的排列方向有关，无釉柱牙釉质的晶体排列方向一致，酸蚀后牙釉质表面积变化不理想，因此在对无釉柱牙釉质，尤其是乳牙进行酸蚀处理时，应适当延长酸蚀时间以清除无釉柱牙釉质。

（5）用过氧化物漂白牙面可在牙面形成微孔，停留在微孔内的氧可能对某些复合材料产生影响，因此有复合材料的修复工作应在漂白后 2 周至 1 个月进行。

目标检测

答案解析

1. 下列关于牙釉质的说法，不正确的是（ ）
   A. 人体中最硬的组织
   B. 颜色与牙釉质的厚度和矿化程度有关，矿化程度越高，牙釉质越透明
   C. 无机物几乎全部由含钙（Ca^{2+}）、磷（P^{3-}）离子的羟基磷灰石晶体构成
   D. 牙釉质不存在渗透性
   E. 牙釉质中的水以结合水和游离水两种形式存在

2. 与牙釉质周期性生长相关的结构是（ ）
   A. 釉牙本质界   B. 釉柱   C. 生长线
   D. 无釉柱牙釉质   E. 牙

3. 与釉柱排列方向相关的结构是（ ）
   A. 无釉柱牙釉质   B. 生长线   C. 晶体
   D. 釉牙本质界   E. 羟基磷灰石

（倪　辉）

书网融合……

重点小结

微课

习题

项目六　牙本质 ⓔ 微课

PPT

学习目标

知识目标：通过本项目的学习，应能掌握牙本质的定义；熟悉牙本质的理化特性；了解牙本质的组织学结构。

能力目标：能够运用牙本质的理化特性和组织学结构知识简单阐述与之相关的临床现象。

素质目标：通过本项目的学习，树立理论联系实际思维方式，提高牙本质相关理论知识的运用能力。

情境导入

情境：小明因为龋齿去医院补牙，在去除龋坏牙体过程中他牙齿极其敏感，让他印象深刻，产生了看牙恐惧症。

思考：学习"美容牙科技术"这门课程后，你能帮他解释原因吗？

任务一　理化特性

牙本质（dentin）是构成牙齿主体的硬组织，由成牙本质细胞分泌，呈淡黄色，其冠部和根部表面分别由牙釉质和牙骨质覆盖，中央的牙髓腔内有牙髓组织。牙本质的主要功能是保护其内部的牙髓和支持其表面的牙釉质。

成熟牙本质重量的70%为无机物，20%为有机物，10%为水。如按体积计算，无机物、有机物和水分的含量分别约为50%、30%和20%。牙本质的硬度比牙釉质低，比骨组织高。牙本质因其较高的有机物含量及水分的存在而具有一定的弹性，给牙釉质提供缓冲环境。

牙本质的无机物主要为磷灰石晶体，但其晶体比牙釉质中的小，与骨和牙骨质中的相似。有机物中胶原蛋白约占18%，主要为Ⅰ型胶原，胶原可作为支架，在纤维孔隙中容纳牙本质的大部分矿物质。牙本质中非胶原大分子物质有几大类：磷蛋白、含γ-羧基谷氨酸蛋白（Gla）、混合性酸性糖蛋白、生长因子、血清源性蛋白、脂类和蛋白多糖等。

任务二　组织学结构

牙本质主要由牙本质小管、成牙本质细胞突起和细胞间质所组成。

一、牙本质小管

牙本质小管是贯通于牙本质全层的管状空间，内有组织液和一定量的成牙本质细胞突起。牙本质小管自牙髓表面向釉牙本质界呈放射状排列，在牙尖部及根尖部小管较直，而在牙颈部则弯曲呈"~"形，近牙髓端的凸弯向着根尖方向（图3-1）。牙本质小管自牙髓端伸向表面，沿途分出许多侧支，并与邻近小管的侧支互相吻合。

二、成牙本质细胞突起

成牙本质细胞突起是成牙本质细胞的一部分,其细胞体位于髓腔近牙本质侧,呈整齐的单层排列,其突起则伸入牙本质小管内。成牙本质细胞突起和牙本质小管之间有一小的空隙,称为成牙本质细胞突周间隙。间隙内含组织液(牙本质液)和少量有机物,为牙本质物质交换的主要场所。

三、细胞间质

牙本质的大部分为矿化的间质,但矿化并不均匀,在不同区域因其矿化差异而有特定的名称。

1. 管周牙本质　围绕成牙本质细胞突起的间质称为管周牙本质(图3-5),在镜下牙本质的横断磨片中呈环形的透明带,它构成牙本质小管的壁。管周牙本质矿化程度高,含胶原纤维极少。

2. 管间牙本质　位于管周牙本质之间的牙本质称管间牙本质,是牙发育期间成牙本质细胞最初分泌的,其矿化较管周牙本质低(图3-5)。

3. 球间牙本质　牙本质主要是由很多钙质小球融合钙化而成,在牙本质钙化不良时,钙质小球之间遗留一些未被钙化的间质,称为球间牙本质,主要见于牙冠部近釉牙本质界处,沿着牙的生长线分布,大小形态不规则,其边缘呈凹形,像许多相接球体之间的空隙(图3-6)。

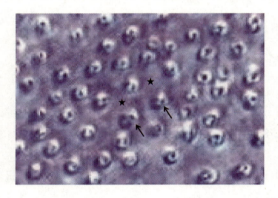 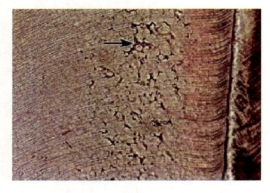

图3-5　管周牙本质(箭头示)和管间牙本质(星号示)　　　　图3-6　球间牙本质(箭头示)

4. 生长线　牙本质节律性、线性朝向根方沉积的标志。在乳牙和第一恒磨牙,其牙本质也因部分形成于出生前,部分形成于出生后,两者之间有一条明显的生长线,即新生线。

5. 原发性牙本质　是指牙发育过程中所形成的牙本质,它构成了牙本质的主体。最先形成的紧靠牙釉质和牙骨质的一层原发性牙本质,在冠部者称罩牙本质,在根部者称透明层。在罩牙本质和透明层内侧的牙本质又称髓周牙本质。

6. 继发性牙本质　牙根发育完成,上下颌牙齿咬合关系建立之后形成的牙本质为继发性牙本质。继发性牙本质在本质上是一种牙本质的增龄性改变,其形成的速度较慢。伴随继发性牙本质的形成,牙髓腔变小。

四、牙本质的反应性改变

1. 第三期牙本质　由各种外界刺激如龋、磨损、窝洞制备、修复体和创伤周围的微裂导致的、在髓腔与外界刺激相应部位形成的牙本质。刺激的类型、程度以及牙的发育或成熟状态均对第三期牙本质的形态和结构有相当大的影响,故表现多种多样,呈现出许多名称:不规则继发牙本质、修复性牙本质、反应性牙本质、骨样牙本质。

2. 透明牙本质　又称为硬化性牙本质,当牙本质在受到磨损和较缓慢发展的龋刺激后,除了形成上述修复性牙本质外,还可引起牙本质小管内的成牙本质细胞突起发生变性,变性后有矿物盐沉着而矿化封闭小管，由于其小管和周围间质的折光率没有明显差异，在磨片上呈透明状而称之为透明牙本质，这样可阻止外界的刺激传入牙髓。

3. 死区 是牙因磨损、酸蚀或龋等较重的刺激，使小管内的成牙本质细胞突起逐渐变性、分解，小管内充满空气所致。在透射光显微镜下观察时，这部分牙本质呈黑色，称为死区。

五、牙本质的感觉

牙本质对外界机械、温度和化学等刺激都有明显的反应，特别是在牙釉质牙本质交界处和近髓处尤为敏感。这类反应所产生的唯一感觉就是痛觉，而且这类痛觉常难以有明确的定位。牙本质是一种敏感的组织，在牙根由于牙龈退缩，根部牙骨质的缺失或由于磨耗使牙本质暴露时，牙齿就会特别敏感。修复材料或牙本质硬化可减轻牙本质的渗透性和敏感性。

知识链接

牙本质敏感

牙本质敏感是指暴露的牙本质对外界刺激产生的短而尖锐的疼痛，这种疼痛不能归因于其他任何形式的牙齿缺陷或疾病，典型刺激包括温度刺激、吹气刺激、机械性刺激、渗透压刺激和化学刺激。牙本质敏感发生的解剖学基础是牙本质暴露，牙本质小管在口腔和牙髓两端开放，相应的牙本质小管必须开放以造成牙本质液的流动，在此基础上任何冷、热、甜、酸、机械刺激等均可导致牙本质液在牙本质小管中流动从而刺激神经纤维引起疼痛。

目标检测

答案解析

1. 下列关于牙本质的说法，正确的是（　）
   A. 人体中最硬的组织
   B. 牙本质不是构成牙齿的主体硬组织
   C. 牙本质的无机物主要为磷灰石晶体
   D. 牙本质不存在渗透性
   E. 牙本质不会磨耗

2. 牙本质的组成结构不包括（　）
   A. 牙本质小管　　　B. 坏死牙本质　　　C. 球间牙本质
   D. 管周牙本质　　　E. 管间牙本质

3. 不属于第三期牙本质的是（　）
   A. 死区　　　B. 修复性牙本质　　　C. 反应性牙本质
   D. 球间牙本质　　　E. 骨样牙本质

（倪　辉）

书网融合……

重点小结　　　微课　　　习题

项目七 牙 髓 微课

PPT

> **学习目标**

知识目标：通过本项目的学习，应能掌握牙髓的组织学结构；熟悉牙髓结构临床意义；了解牙髓增龄性变化。

能力目标：能够运用牙髓结构知识阐述与之相关的临床现象。

素质目标：通过本项目的学习，树立理论联系实际思维方式，提高牙髓相关理论知识的运用能力。

> **情境导入**

情境：患者因为牙痛去看牙医，牙医检查后建议他将疼痛牙齿的牙髓去除，采取根管治疗保留牙体组织。

思考：为什么牙医不尝试保留患者的牙髓呢？

任务一 组织学结构

牙髓（pulp）是来源于外间充质的疏松结缔组织，位于由牙本质所形成的髓腔间隙内，包含细胞、纤维、神经、血管、淋巴管和其他细胞外基质，有形成牙本质、营养、感觉、防御及修复的功能。

一、主要的细胞

1. 成牙本质细胞 位于牙髓的最外层，呈柱状紧接前期牙本质排列成一层，其细胞顶端有一细长的突起伸入牙本质小管内。成牙本质细胞的主要功能是形成牙本质（包括牙本质中的纤维、基质和牙本质的生物矿化）。在正常情况下只要牙髓保持活力，牙本质在牙的一生中都可形成。

2. 成纤维细胞 牙髓中的主要细胞，又称牙髓细胞。随着年龄的老化，牙髓成纤维细胞数量减少，表现为合成和分泌功能下降。在适当的刺激下可增生并分化为新的成纤维细胞，在创伤修复中起到重要作用。

二、纤维

牙髓间质内主要是胶原纤维和嗜银纤维。牙髓中的胶原纤维主要由 I 型和Ⅲ型纤维，以 55 : 45 的比例所组成，纤维交织成网状。

三、基质

牙髓中的基质是无定型的胶样物质，富含阴离子多糖，与牙髓组织含水的性质有关。牙髓中主要的蛋白多糖包括透明质酸、硫酸皮肤素、硫酸肝素和硫酸软骨素。蛋白多糖的功能是支持细胞、充盈组织、调节各种细胞的相互作用，影响细胞的黏附、活动性、生长和分化。基质也是一个分子筛，阻挡大分子蛋白质通过，而细胞代谢产物、营养物质和水分可通过细胞和血管间的基质。

四、血管

牙髓内血管丰富。血管来自颌骨的牙槽动脉分支，它们经根尖孔进入牙髓，改称为牙髓动脉，沿牙髓中轴前进，沿途分出小支，最后在成牙本质细胞层下方形成一稠密的毛细血管丛，冠部尤其是髓角处毛细血管网密集。毛细血管后静脉汇成牙髓静脉与牙髓动脉伴行，出根尖孔转为牙槽静脉。牙髓和牙周膜的血管除通过根尖孔交通外，尚可通过一些副根管相通。因此，当牙髓或牙周组织发生炎症时，也可沿此通道相互扩散。牙髓中可见动、静脉吻合，是动、静脉不经过毛细血管直接交流的通道，被认为在牙髓炎症和损伤时调节血液循环的重要结构，可减轻炎症或损伤时的组织压力。

五、淋巴管

牙髓中淋巴管常与血管伴行。淋巴毛细管起于牙髓表面，汇合成较大的小淋巴管，经髓核穿过根尖孔与牙龈、牙周膜的淋巴管丛吻合。前牙的淋巴液引流入颏下淋巴结，后牙的则引流入下颌下和颈深部淋巴结。

六、神经

牙髓内的神经很丰富。感觉神经和节后交感神经分别来自三叉神经和颈上神经节。伴同血管自根尖孔进入牙髓，并逐渐分成很多更细的分支。牙髓内的神经大多数是有髓神经，传导痛觉；少数为无髓神经，系交感神经，可调节血管的收缩和舒张。

任务二　牙髓增龄性变化及牙髓结构的临床意义

牙发育完成，即根尖孔形成以后，随着年龄的增长和牙受到外界生理或病理性刺激，继发性牙本质和（或）修复性牙本质等不断形成，可使髓腔逐渐缩小。同时，牙髓组织中的细胞成分逐渐减少。成牙本质细胞由高柱状变为矮柱状或扁平，部分成牙本质细胞凋亡，剩余的成牙本质细胞对刺激的反应缓慢。成纤维细胞数量减少，牙髓活力降低，出现退行性改变。

虽然牙髓位于髓腔内，但却凭借成牙本质细胞突起与外界有着密切的联系，牙本质表面受到任何物理和化学的刺激时，与该部位相应的牙髓组织必然发生反应。若所受刺激是缓慢的，则可引起修复性牙本质形成，并可部分造成牙髓组织的各类退行性变；若所受刺激强烈，则可发生炎症反应。当牙髓发生炎症时，由于牙髓内的血管壁薄，易于扩张、充血及渗出，使髓腔内的压力增大，而四周又为坚硬的牙本质壁所包围，无法相应扩张以减轻压力，牙髓神经末梢受压而产生剧烈疼痛。

牙髓内的神经在受到外界刺激后，常见反应为痛觉，不能区分冷、热、压力及化学变化等。此外，牙髓神经还缺乏定位能力，所以牙髓炎患者往往不能准确指出疼痛的牙位。

虽然牙髓是结缔组织，有修复再生的能力，但由于牙髓的解剖条件所限，其修复再生能力是有限的。当牙髓受到非感染性的较轻损伤时，修复一般是良好的。而当牙髓由于感染而发生炎症时，则完全的修复性再生是困难的。这对临床牙髓病的治疗具有参考价值。

知识链接

根管治疗技术

牙髓感染来源于龋齿等多种感染性途径，在无法保存活髓的情况下，为了阻止感染扩散，防止引起严重的并发症，需要将感染物质从牙髓腔和根管内移除并采取措施防止再次感染，此治疗过程即根管治疗。目的是防止根尖周病变或促进已有根尖周组织病变的愈合。其适应证是不可复性牙髓炎、牙髓坏死、牙内吸收、各种根尖周炎、某些移植牙或再植牙，以及因其他口腔治疗需要摘除牙髓的患牙。

答案解析

目标检测

1. 牙髓不具备的功能是（　　）
   A. 形成牙釉质　　　　　B. 形成牙本质　　　　　C. 营养
   D. 防御　　　　　　　　E. 感觉

2. 位于牙髓最外层的细胞是（　　）
   A. 成牙本质细胞　　　　B. 红细胞　　　　　　　C. 白细胞
   D. 梅克尔细胞　　　　　E. 干细胞

3. 下列关于牙髓的说法，错误的是（　　）
   A. 牙齿根尖孔形成以后，由于继发性牙本质和（或）修复性牙本质等不断形成，髓腔逐渐缩小，而牙髓组织中的细胞成分也逐渐减少
   B. 牙髓来源于外间充质的疏松结缔组织，包含有细胞、纤维、神经、血管、淋巴管和其他细胞外基质
   C. 当牙髓由于感染而发生炎症时，完全的修复性再生是容易的
   D. 当牙髓由于感染而发生炎症时，髓腔内的压力增大，牙髓神经末梢受压而产生剧烈疼痛
   E. 当牙髓由于感染而发生炎症渗出时，不可修复

（倪　辉）

书网融合……

重点小结　　　　　　　微课　　　　　　　习题

项目八 牙骨质 微课

PPT

学习目标

知识目标：通过本项目的学习，应能掌握牙骨质的定义；熟悉牙骨质的理化特性；了解牙骨质的组织学结构。

能力目标：能够运用牙骨质的理化特性和组织学结构知识简单阐述与之相关的临床现象。

素质目标：通过本项目的学习，树立理论联系实际思维方式，提高牙骨质相关理论知识的运用能力。

情境导入

情境：患者张某与患者李某同时来医院就诊，二人都存在牙龈退缩的情况，但患者张某牙齿敏感程度却远超过患者李某。

思考：什么原因导致张某牙齿敏感程度高呢？

任务一　理化特性

牙骨质（cementum）是覆盖于牙根表面的一层钙化的结缔组织，呈淡黄色，是维系牙和牙周组织联系的重要结构。

牙骨质与骨组织的组成相似，但其硬度较骨和牙本质为低，无机盐含量为重量的45%～50%，有机物和水占50%～55%。无机盐以钙、磷离子为主，主要以磷灰石晶体的形式存在。同时，还含有多种微量元素，其中氟的含量较其他矿化组织多，并以表面为著，且随着年龄增长而增加。

牙骨质中的有机物主要为胶原和非胶原蛋白。最主要的胶原为Ⅰ型胶原，其原纤维呈十字架样交叉排列，诱导生物矿化、支撑矿物晶体，维持牙骨质结构的完整性。

牙骨质中的非胶原蛋白主要为骨涎蛋白和骨桥蛋白，在矿化过程中连接胶原纤维和羟基磷灰石，矿化后维持牙骨质结构完整。蛋白聚糖分布于细胞牙骨质，起抑制矿化作用。

任务二　组织学结构

牙骨质由细胞和矿化的细胞间质组成。细胞位于陷窝内，有增生沉积线，无哈佛管，也无血管和神经。

（一）无细胞牙骨质和细胞牙骨质

无细胞牙骨质紧贴于牙本质表面，主要由牙骨质层板构成而无细胞，也称原发性牙骨质，分布于自牙颈部到近根尖1/3处，牙颈部常全部为无细胞牙骨质。

细胞牙骨质常位于无细胞牙骨质的表面，或者细胞牙骨质和无细胞牙骨质交替排列，也称继发性牙骨质。根尖部 1/3 常全部为细胞牙骨质。细胞牙骨质主要起适应性作用，对牙的磨耗、移动作出反应，也与牙及牙周组织的修复有关。

牙骨质细胞位于牙骨质基质陷窝内。类似于骨细胞。细胞体积较小，细胞表面有许多细小胞质突起向牙周膜方向伸展，借以从牙周膜吸取营养，邻近的牙骨质细胞突起可相互吻合。

牙骨质内的纤维主要由成牙骨质细胞和牙周膜成纤维细胞产生的胶原纤维构成，前者纤维排列与牙根表面平行，后者与牙根表面垂直并穿插于其中又称为穿通纤维或沙比纤维。

（二）釉牙骨质界

牙釉质和牙骨质在牙颈部相接，其相接处有三种不同表现：牙骨质少许覆盖在牙釉质表面，约占60%；牙釉质和牙骨质端端相接，约占30%；剩下10%左右是两者不相接（图3-7），该处牙本质暴露，被牙龈覆盖。后一种情况，一旦牙龈萎缩，暴露的牙本质易发生过敏。

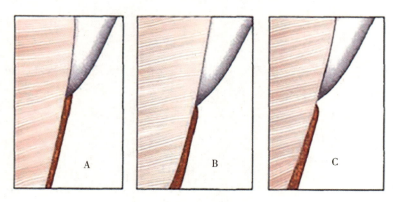

图 3-7　釉牙骨质界的三种连接方式示意图

A. 牙骨质覆盖牙釉质；B. 牙骨质和牙釉质端端相接；C. 牙骨质和牙釉质相互分离

（三）牙本质牙骨质界

牙本质和牙骨质交界处，在光镜下呈一较平坦的界线，但电镜下该处牙本质和牙骨质的胶原原纤维互相缠绕，是紧密结合的。

（四）牙骨质的表面特点

牙骨质将牙周膜的纤维附着于牙体，这种附着呈不均匀性，即纤维束埋入牙骨质有深有浅，一般情况下，牙骨质越薄，纤维埋入得越浅。牙骨质表面有时可见吸收区，当吸收停止后，有些吸收区可发生牙骨质的修复，这是牙骨质的重要特性。

（五）牙骨质的增龄性变化及临床意义

随年龄增长，牙骨质表面变得不规则，可见刺状突起突入牙周膜。活性细胞减少，仅在近牙周膜处的牙骨质细胞有活性。一般根尖区有较多的牙骨质沉积，附着的纤维束减少。

牙骨质虽然不含血管，但也有不断形成的特性。当牙周膜纤维发生改变和更替时，牙骨质通过增生沉积而形成继发性牙骨质，使新的牙周膜纤维重新附着至牙根。当牙的切缘和咬合面受到磨损时，可通过根尖部继发性牙骨质的形成而得到一定的补偿。当牙根表面有小范围的病理性吸收或牙骨质折裂时，也可由继发性牙骨质的沉积而得到修复。在牙髓病和根尖周病治疗后，新生的牙骨质能覆盖根尖孔，重建牙体与牙周的连接关系。

知识链接

正畸根尖区牙根外吸收

　　根尖区牙根外吸收是牙骨质和牙本质丧失的病理过程。正畸引起的根尖区牙根外吸收难以预测，且不能完全避免，是由牙齿移动所致的无菌性炎症导致的。正常的力学刺激下，牙周膜玻璃样变区域会逐渐被清除，甚至消失；但在过大的应力刺激下或异常状况下，则会发生牙骨质和牙本质的破坏，根尖区的牙根最终发生外吸收。如果仅有表层的牙骨质吸收，后期牙骨质的表面多会发生新生，实现完全的修复重建；如果牙骨质和表层的牙本质都发生吸收，后期也可由新生的牙骨质进行修复，修复后的牙根外形基本和原来形态一致；但如果根尖区所有硬组织都发生吸收，牙根长度便会变短，无法完全修复，此时则发生不可逆的根尖区牙根外吸收。

目标检测

答案解析

1. 下列关于牙骨质理化特性的说法，错误的是（　　）
　　A. 牙骨质硬度较骨和牙本质低
　　B. 无机盐以磷灰石形式存在
　　C. 牙骨质有血管
　　D. 无机盐含量为重量的 45% ~50%
　　E. 有机物和水占 50% ~55%

2. 下列关于无细胞牙骨质的说法，错误的是（　　）
　　A. 紧贴于牙釉质表面
　　B. 紧贴于牙本质表面
　　C. 由牙骨质层板构成而无细胞
　　D. 分布于自牙颈部到近根尖 1/3 处
　　E. 也称原发性牙骨质

3. 下列关于釉牙骨质界的说法，错误的是（　　）
　　A. 牙釉质少许覆盖牙骨质　　　　　　　B. 牙骨质少许覆盖牙釉质
　　C. 牙釉质和牙骨质端端相接　　　　　　D. 牙釉质和牙骨质两者不相接
　　E. 以上说法均不对

（倪　辉）

书网融合……

重点小结

微课

习题

PPT

项目九　牙周组织 ℯ微课

学习目标

知识目标：通过本项目的学习，应能掌握牙周组织的定义；熟悉牙周组织的组织学结构；了解牙周组织的增龄性改变。

能力目标：能够运用牙周组织的组织学特性和增龄性改变来简单阐述与之相关的临床现象。

素质目标：通过本项目的学习，树立理论联系实际思维方式，提高牙周组织相关理论知识的运用能力。

情境导入

情境：患者，男，30 岁，因龋齿严重导致一颗下颌第一磨牙拔除，拔牙后患者拒绝种植或做义齿。

思考：缺失牙时间久了不恢复会出现哪些不利于他牙齿健康的情况？

任务一　牙　龈

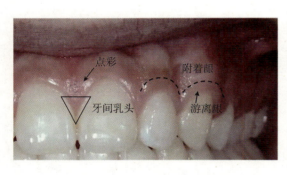

图 3 - 8　牙龈结构示意图

牙龈（gingiva）是包围和覆盖在牙颈部和牙槽嵴的口腔黏膜，呈浅粉红色，坚韧而不活动。可分为游离龈、附着龈和牙间乳头三部分（图 3 - 8）。

一、表面解剖

1. 游离龈　是指牙龈边缘不与牙面附着的部分，游离可动，呈连续的半月形弯曲，较附着龈稍红。其与牙面之间有一环状狭小的空隙，称为龈沟，正常深度为 0.5 ~ 3.0mm，平均深度 1.8mm。当龈沟深超过 3mm 时，通常认为是病理性的，称为牙周袋。龈沟底的位置因年龄而异，年轻时位于牙釉质面上，成年后位于釉牙骨质界，老年时则达牙骨质。龈沟内含有龈沟液。

2. 附着龈　在游离龈的根方，紧密附着在牙槽嵴表面，它与游离龈相连处常有一浅的凹沟称为游离龈沟。附着龈呈粉红色，质地坚韧，表面呈橘皮状，有许多点状凹陷，称点彩。点彩可增强牙龈对机械摩擦力的抵抗，但在炎症水肿时，表面点彩可消失。

3. 牙间乳头和龈谷　牙龈呈锥体状充填于邻近两牙的牙间隙部分称牙间乳头，也称龈乳头。在后牙，颊侧和舌（腭）侧龈乳头顶端位置高，在牙邻面接触点下相互连接处低平凹下，像山谷，故称为龈谷。

二、组织结构

牙龈是口腔黏膜的一部分，由上皮层和固有层组成，无黏膜下层。

（一）上皮层

上皮层为复层鳞状上皮，表面角化或不全角化。上皮钉突多而细长，较深地插入固有层中，使上皮与深层组织牢固地结合在一起。

结合上皮是牙龈上皮附着在牙表面的一条带状上皮，从龈沟底开始，向根尖方向附着在牙釉质或牙骨质的表面。结合上皮在牙面上的位置因年龄而异，年轻时附着在牙釉质上，随年龄增长而向根方移动，中年以后多退缩到牙骨质（图3-9）。结合上皮紧密附着于牙表面，任何操作，如牙周洁治或制作修复体等，都不应损伤结合上皮，以免上皮与牙的附着关系被破坏。另一方面，结合上皮增殖能力较强，外科手术切除牙龈后，新的上皮附着能很快形成。龈谷上皮为薄的无角化上皮，有上皮钉突伸入到结缔组织中，乳头层中常有炎细胞浸润。由于解剖形态关系，龈谷区易使细菌和菌斑集聚而发生龈炎。

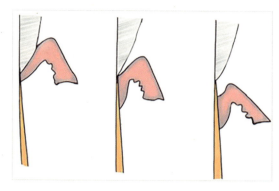

图3-9　结合上皮增龄性变化

（二）固有层

固有层由致密的结缔组织构成，高而长的结缔组织乳头使局部上皮隆起，隆起部分之间的凹陷处，相当于细长的上皮钉突，上皮钉突的表面形成的浅凹即为点彩。固有层含有丰富的胶原纤维，并直接附着于牙槽骨和颈部牙骨质，使牙龈与深部组织稳固贴附。

（三）血液供给和神经

牙龈血管来自牙槽动脉分支，主要有三方面来源：①分布在牙槽骨颊舌侧的骨膜上动脉；②牙周膜的血管分支进入牙龈；③牙槽中隔动脉。牙龈含丰富的淋巴管，回流到颏下和下颌下淋巴结中。牙龈的神经，在上颌来自上牙槽神经和腭前神经，在下颌来自下牙槽神经和舌神经。

任务二　牙周膜

牙周膜又称牙周韧带（periodontal ligament，PDL），是连接牙骨质与牙槽骨之间的致密结缔组织。其厚度范围是0.15~0.38mm，在根中1/3最薄，随着年龄的增加其厚度逐渐减小。牙周膜的主要功能是抵抗和调节咀嚼过程中牙齿所承受的压力。

一、组织结构

牙周膜由纤维、基质和细胞组成。纤维主要包括胶原纤维和弹力纤维。细胞包括成纤维细胞、牙周膜干细胞、成牙骨质细胞、Malassez上皮剩余、成骨细胞及破骨细胞等；细胞间则由胶原纤维束和黏多糖、糖蛋白、糖脂等构成的基质充填。

（一）纤维

牙周膜的纤维主要由胶原纤维和不成熟的弹力纤维组成，其中胶原纤维数量最多，构成牙周膜的主要成分，主要为 Ⅰ 型、Ⅲ 型和 Ⅺ 型胶原。牙周膜中的胶原由成纤维细胞合成，在细胞外聚合成纤维，汇积成粗大的纤维束，并沿一定的方向排列，称主纤维。主纤维束能使牙周膜担负持续的压力。主纤维分布在整个牙周间隙内，一端埋入牙骨质，另一端埋入牙槽骨，仅在牙颈部游离分布在牙龈固有层中，而埋在牙骨质和牙槽骨中的纤维称穿通纤维或沙比纤维（Sharpey's fiber）。

（二）基质

基质是牙周膜的主要组成部分，主要由氨基葡聚糖和糖蛋白组成，充满在细胞、纤维、血管和神经之间。基质中含有约 70% 的水，这对于咀嚼过程中帮助牙抵抗咀嚼力具有重要的作用。

（三）细胞

1. 成纤维细胞　牙周膜中数量最多、功能最重要的细胞，具有合成与分解胞外基质中胶原蛋白的能力。

2. 牙周膜干细胞（periodontal ligament stem cell，PDLSC）　存在于牙周膜中的一种未分化间充质干细胞，具有自我更新及多向分化潜能，不仅能够维持牙周组织的稳态，还参与牙周组织的再生。

3. 成牙骨质细胞　分布在邻近牙骨质的牙周膜中，细胞平铺在根面上，在牙骨质形成时近似立方状。

4. 上皮剩余　在牙周膜中，邻近牙骨质的纤维间隙中可见到小的上皮条索或上皮团，与牙根表面平行排列，也称 Malassez 上皮剩余。这是牙根发育期上皮根鞘残留下的上皮细胞。

5. 成骨细胞和破骨细胞　在骨形成时，邻近牙槽骨表面有许多成骨细胞。当牙槽骨发生吸收时，破骨细胞位于吸收陷窝内，当骨吸收停止时，破骨细胞即消失。

（四）血管和淋巴管

牙周膜内含有丰富的血管，来自牙槽动脉的分支，即：①来自牙龈的血管；②来自上、下牙槽动脉分支进入牙槽骨，再通过筛状板进入牙周膜；③来自上、下牙槽动脉进入根尖孔前的分支。淋巴管在牙周膜中呈网状分布，与血管伴行，止于根尖部，与来自牙髓的淋巴管吻合，注入下颌下和颏下淋巴结。

（五）神经

牙周膜神经分布丰富，来自根尖区神经纤维，沿牙周膜向牙龈方向走行。来自牙槽骨内神经，穿过牙槽窝骨壁进入牙周膜后分为两支，分别向根尖和牙龈方向走行，并与来自根尖的神经纤维混合。

二、牙周膜的功能

牙周膜的组织结构使牙能够附着于牙槽骨，并抵抗咀嚼力。牙周膜主要具有以下四大功能。

1. 支持功能　牙周膜的主要纤维将牙固定在牙槽窝中，同时可缓冲外力的冲击，使血管神经及牙根免受外力的伤害。

2. 感觉功能　牙周膜对疼痛和压力、轻叩和震动都有很敏锐的感觉。

3. 营养功能　牙周膜中丰富的血供，不仅营养牙周膜本身，还营养牙骨质和牙槽骨。

4. 形成功能　成骨细胞和成牙骨质细胞不断地形成新的牙骨质和牙槽骨，新生成的牙周膜纤维被埋在其中，保证牙和牙周膜的正常附着联系。

三、牙周膜的增龄性变化

随着年龄的增长，牙周膜厚度变薄，这种变化可能是由于咀嚼功能降低而引起的。结合上皮附着水平缓慢向根方移动（又称被动萌出），达到牙骨质表面。

任务三 牙槽骨

牙槽骨（alveolar bone）是上下颌骨包围和支持牙根的部分，又称牙槽突。容纳牙根的窝称牙槽窝，牙槽窝冠方游离端称牙槽嵴，两牙之间的牙槽突部分称牙槽中隔。牙脱落牙槽骨也随之而萎缩。

一、组织结构

牙槽骨由骨细胞和矿化的基质构成，可分为固有牙槽骨、骨密质和骨松质三部分。

（一）固有牙槽骨

固有牙槽骨衬于牙槽窝内壁，包绕牙根与牙周膜相邻，是一层多孔的骨板，又称筛状板。在 X 线片表现为围绕牙周膜外侧的一条白色阻射线，称硬骨板（图 3-10），当牙周膜发生炎症和外伤时，硬骨板首先消失，是检查牙周组织的重要标志。

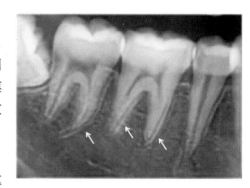

图 3-10 硬骨板（箭头示）

（二）骨密质

骨密质是牙槽骨的外表部分，下颌骨骨密质比上颌的厚而致密，小孔很少，所以在施行局部麻醉时，在上颌前牙用局部浸润麻醉的效果比下颌好。

（三）骨松质

骨松质由骨小梁和骨髓组成，骨小梁由相互叠加的呈板层排列的骨板构成。骨小梁的排列方向一般与咬合力相适应，以最有效的排列方向来抵抗外来的压力。

二、生物学特性

牙槽骨具有高度可塑性，是人体骨骼最活跃的部分。它不但随着牙的生长发育、脱落替换和咀嚼压力变化而变动，而且也随着牙的移动而不断地改建。牙槽骨具有受压力被吸收，受牵引力会增生的特性。一般情况下牙槽骨的吸收与新生保持动态平衡。临床上利用此特性可使错𬌗畸形的牙得到矫正。如加一定强度压力于牙上，一定时间之后，受压侧骨吸收，牙的位置随之移动，而受牵引侧骨质增生，来补偿牙移去后所留下的位置。

牙槽骨改建形成的咬合移动是一种随着年龄增长而进行的正常生理现象，这种移动是周期性的，进行缓慢而移动得很少，但有的牙在失去对颌牙时，常发生显著的咬合移动，若干时日后，该牙比邻牙明显高出，牙槽突也发生失用性萎缩。为了防止邻牙倾斜和对颌牙伸长，缺失的牙都应及时修补。在患者出现牙周病的时候，牙槽骨会出现病理性吸收，高度降低，牙根暴露甚至松动。

知识链接

重度牙周炎的诊断标准

牙周炎（periodontitis）描述性的定义为牙菌斑中的微生物所引起的牙周支持组织的慢性感染性疾病，并导致牙周支持组织的破坏。目前关于重度牙周炎的专家共识是：在临床上，无论是慢性牙周炎还是侵袭性牙周炎，都可以按疾病的严重程度分为轻度、中度和重度牙周炎。重度牙周炎具有以下临床特征：①探诊深度＞6mm；②附着丧失≥5mm；③牙槽骨吸收超过根长的1/2；④牙齿松动；⑤炎症较明显，可伴有牙周脓肿；⑥后牙有Ⅱ度或Ⅲ度根分叉病变。

目标检测

答案解析

1. 下列组织不属于牙龈的是（ ）

    A. 游离龈   B. 牙周膜   C. 牙龈乳头

    D. 附着龈   E. 以上均属于

2. 牙周膜能担负持续的压力主要是因为（ ）

    A. 基质   B. 牙周膜细胞   C. 主纤维

    D. 成牙骨质细胞   E. 成纤维细胞

3. 下列关于牙槽骨生物学特性的说法，错误的是（ ）

    A. 牙槽骨具有高度可塑性

    B. 受压力被吸收，受牵引力会增生

    C. 下牙槽骨的吸收与新生是无法保持动态平衡的

    D. 牙槽骨的改建是通过骨的形成和骨的吸收来完成的

    E. 是人体骨骼最活跃的部分

（倪　辉）

书网融合……

重点小结   微课   习题

PPT

项目十　牙齿与微笑 📱微课

知识目标：通过本项目的学习，应能掌握微笑的分类；熟悉微笑的临床意义；了解微笑的特征。

能力目标：能够对患者的微笑进行分类。

素质目标：通过本项目的学习，加强自身对于微笑美学的修养。

🔊 情境导入

情境：小丽上大学后发现周围同学笑起来或多或少都有瑕疵，不如自己笑得好看，觉得自己的笑容最美。

思考：1. 微笑的分类有哪些?

2. 小丽对于微笑的评价是否正确?

任务一　微笑的类型和特征

微笑是人类最重要的表情之一，是指人们不明显的、不出声的笑，均代表着善意与和谐。俗话说："画人笑，眉开眼弯嘴上翘。"唇、齿及牙龈之间的形态位置关系是构成微笑的主要形式。

微笑常分为三类：①高位微笑，微笑时上切牙显露量为100%，且部分牙龈显露，故也称为露龈微笑（图4－1）；②中位微笑，微笑时上切牙显露量为75%～100%（图4－2）；③低位微笑，微笑时上切牙显露量少于75%（图4－3）。

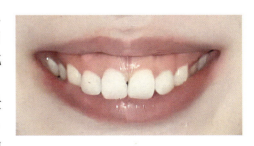

图4－1　高位微笑

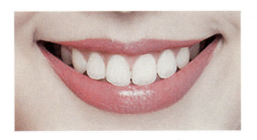

图4－2　中位微笑

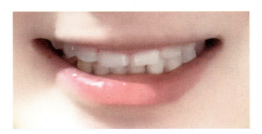

图4－3　低位微笑

任务二 微笑的临床意义

高位微笑的人显得年轻，中位微笑较为美观，随着年龄增长，面部肌肉的逐渐松弛，微笑时上切牙和牙龈显露减少，低位微笑使人显老。

美丽动人的微笑时各构成解剖标志左右对称、比例均衡；口角连线、前牙咬合平面与瞳孔连线平行且垂直于中线。其实，微笑的评判常需综合分析考虑，面部各器官的比例形态、笑声、眼神、年龄、性别、性格、身高、发型、服饰甚至是有无酒窝、局部皮肤的松紧程度等因素都影响到微笑的美学评价，而笑之中常体现出一种"神"，有时比"形"更重要，例如有些人明明是露龈笑，但却给人健康、开朗、阳光、真诚的美，而一些低位微笑则给人以含蓄、羞涩与包容的美感。

知识链接

神秘的"酒窝"

酒窝，又称笑窝、笑靥、酒靥，是由皮肤下面的肌肉活动牵拉皮肤形成的。酒窝的有无主要与遗传因素有关，酒窝的形状及位置也因人而异，一般多位于嘴角后外上方 2.0～2.5 cm 处，微笑时最明显。古人对酒窝赞赏有加，如温庭筠《牡丹二首》中有"欲绽似含双靥笑，正繁疑有一声歌"的诗句；牛峤《女冠子》中有"月如眉，浅笑含双靥，低声唱小词"的描述。随着整形美容技术的发展，酒窝的成形技术已非常成熟。

目标检测

答案解析

1. 下列关于微笑的临床意义，不正确的是（　）
   A. 低位微笑显苍老　　　　B. 中位微笑较美观　　　　C. 微笑美的评价较为复杂
   D. 高位微笑显年轻　　　　E. 微笑美的评价较为单一
2. 以下内容不属于微笑基本类型的是（　）
   A. 高位微笑　　　　　　　B. 中位微笑　　　　　　　C. 露龈笑
   D. 低位微笑　　　　　　　E. 以上均错误
3. 与微笑的评价无关的因素是（　）
   A. 微笑的类型　　　　　　B. 面部对称性　　　　　　C. 面部比例
   D. 笑声　　　　　　　　　E. 张口度

（周　谧）

书网融合……

重点小结

微课

习题

PPT

项目十一　牙齿的颜色　📱微课

学习目标

知识目标：通过本项目的学习，应能掌握牙齿的色彩学基础；熟悉人工牙比色方法；了解牙体色彩的生理性变化。

能力目标：能够运用人工牙比色方法进行比色。

素质目标：通过本项目的学习，加强自身口腔色彩学的知识储备。

情境导入

情境：小微总觉得自己的牙齿没有其他同学的牙齿白，并逐渐产生了自卑的心理，性格上也变得孤僻，不敢大笑，人际关系变得越来越差。

思考：1. 正常的牙齿是什么颜色？

　　　　2. 小微对自己的认识是否正确，应如何调整？

任务一　牙齿色彩学基础

1. 牙体的表面色　在活体内牙体表面有一层湿润的唾液膜，唾液膜对入射光发生反射及折射。由于釉质表面并不完全平滑，所以投射到釉质表面的光发生镜面反射、漫反射及折射（图4-4）。由于唾液膜及釉质透明度很高，所以牙体的表面色并非是牙体的主体色。

2. 牙体的透过色　半透明性是天然牙重要的光学特性，尤其是釉质，所以我们看到的牙体色彩更多的是釉质及牙本质的透过色。透射过釉质的光线被釉质吸收和散射，到达釉质牙本质界时又会发生吸收、散射及折射，我们看到的牙体色彩，主要是牙本质反射后又透射过釉质、唾液膜的这一部分色彩，因此通常情况下牙体的色调主要由釉质的通透性及牙本质的颜色决定。由于牙本质也有透射性，所以牙髓的反射光也参与牙体色彩的构成（图4-5）。牙体的透过色让我们看到了牙体自然而晶莹的透明感及立体感。由于釉质半透明度及散射率很高，它的主要作用是对光的散射，所以牙体的色彩也因此跟牙体表面的釉质厚度密切相关，由于切端主要由釉质构成，从切端到颈部，天然牙的半透明度逐渐下降，在反射光照射下，牙的切端呈现蓝灰色；而在透射光模式下，其色调变为红橙色，在切端及邻面明显，这种光学现象称为天然牙的乳光效应（图4-6）。从切端到颈部，釉质逐渐变薄，透过的牙本质的颜色逐渐明显，牙颈部还受到牙龈色彩的影响，故天然牙颈部的色彩彩度最高，明度及纯度下降。

3. 牙体的荧光效应　天然牙还具有荧光效应。当某种常温物质受到较短波长的光或其他较高能量的电磁波的照射后，把能量储存起来然后缓慢释放出波长较长的光，这种现象称为荧光效应（图4-7），所释放出的光就叫荧光。天然牙具有荧光效应，加上乳光效应使得天然牙具有梦幻色彩。

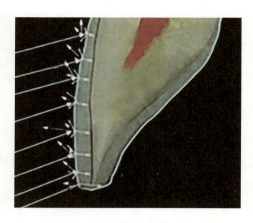

图4-4 牙体表面色形成

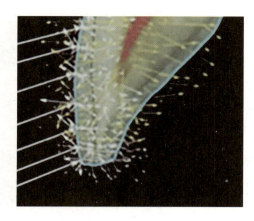

图4-5 牙体透过色形成

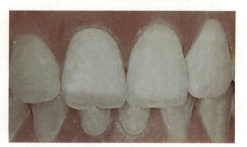

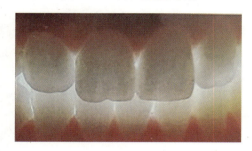

图4-6 天然牙的乳光效应

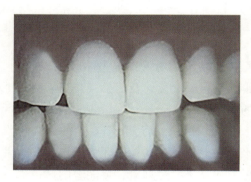

图4-7 天然牙体的荧光效应

4. 牙体色彩的生理性变化

（1）牙位差异 不同牙位的颜色有所不同，天然上前牙从尖牙、侧切牙到中切牙明度逐渐增加，而偏红的趋势逐渐减弱，彩度逐渐减小。上下前牙的颜色也略有差别，与下切牙比较，上切牙偏黄、彩度稍大、明度较低（图4-8）。

（2）部位差异 由于天然牙牙冠不同部位釉质的厚度不同，且釉质并不是均质的半透明体，故同一牙冠的不同部位色彩不同。釉质越薄的部位呈现牙本质及牙髓的色彩越明显，所以冠颈部的色彩要比其他部位的彩度高而明度低，同时唇颊侧牙颈1/3色调彩度受牙龈色彩影响，多偏黄红；切端1/3易受到环境色的影响，冠中1/3牙色彩最稳定。因此临床上常以冠中部颜色决定天然牙主色调。牙冠各部分的明度无明显差异（图4-9）。

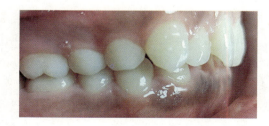

图4-8 天然牙体色彩的牙位差异

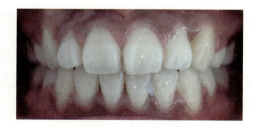

图4-9 天然牙体色彩的部位差异

（3）湿润度的影响 天然牙表面干燥使唾液膜对光的反射及折射现象消失（图4-10），研究发现前牙在干燥15分钟后，明度显著增加，彩度下降。用聚醚硅橡胶取印模后牙体的明度也增高，这种影响在 30 分钟后才恢复正常。故比色应在牙体预备前完成。

（4）年龄差异　随着年龄增长，釉质磨耗变薄，继发牙本质形成使牙本质层增厚，髓腔形态变小，以及出现染色。这些都使得天然牙牙冠彩度逐渐增大，明度逐渐减小，色调偏红（图 4 - 11）。

（5）种族差异　根据目前的研究结果，种族不同、区域不同，天然牙牙冠色彩有差别。

（6）性别差异　有研究发现，女性前牙比男性前牙的颜色浅而黄，亮度高、彩度低，随着年龄增长差异增大，但也有研究发现男女性间前牙的色彩没有区别。

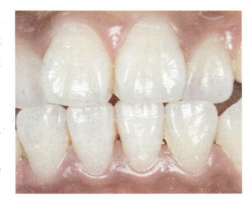

图 4 - 10　湿润度对天然牙体色彩的影响

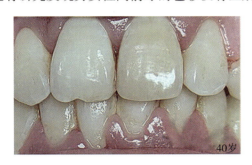

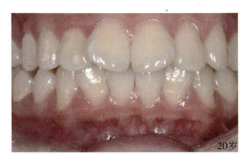

图 4 - 11　天然牙体色彩的年龄差异

任务二　人工牙的比色

医师除了要正确辨别牙体色彩外，如何将所辨别的牙体色彩准确地向没有亲自看到患者牙体色彩的技师传递表达也同样重要。当然，如果技师亲自比色则少了一次信息的传递环节，因为每一次信息传递均会有信息的丢失。

比色板（shade guide）一般由表示天然牙色调、明度和饱和度的标准人工牙面组成。临床上的比色通常由医师采用目测完成。比色板根据修复体选用的材质，分为树脂比色板和瓷比色板两大类。树脂比色板包括树脂牙比色板和树脂基托比色板；瓷比色板包括瓷牙比色板和牙龈瓷比色板。目前常用的牙体色彩描述记录传递的方法为 3D 比色板比色法（图 4 - 12）。3D 比色板对 16 色比色板进行了改进，消除了一些比色时存在的主观性。3D 比色板依据明度分为 1~5 级；依据饱和度分为 1~3 级，中间设有 1.5、2.5 级，依据色调分为 3 种，用字母 L、M、R 表示偏黄色、中间色、偏红色，该比色板的颜色覆盖区域更大，对色彩的明度、饱和度及色调等三个参数进行了等距离划分。每一种颜色的比色卡三参数都为等距离逐次安插，使中间颜色的复制更加精确。

3D 比色板的使用方法如下。①选择明度：从 1~5 五个明度等级中选择与天然牙最接近的明度，具体方法是在 M 色、饱和度为 2 的 1~5 五个明度的色卡组中进行明度选择。②选择饱和度：具体方法是在已确定明度的中间色调 M 色卡组中，选择与天然牙最接近的饱和度。③选择色调：具体方法是在已确定明度和饱和度的色卡组中，辨别天然牙的颜色偏红（R）或是偏黄（L）。

比色的步骤及注意事项如下。

（1）比色光源应为晴天自然光（上午 10 时至下午 14 时之间），或者在标准光源下进行。

（2）比色前去除对比色有干扰的饰品、化妆品等。医师避免过于疲劳，比色时可先注视蓝色，比色时间要短，避免出现视觉适应性障碍而产生比色误差。

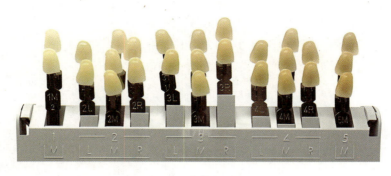

图 4-12   3D 比色板

（3）比色前清洁牙面，去除烟斑、茶垢等色素沉着，必要时使用抛光杯进行抛光。在牙体预备前完成比色，此时牙面更加完整，牙齿的颜色及形态特征得以最大限度地复制。

（4）将比色板稍润湿，参考邻牙、对侧同名牙和对颌牙，根据患者的年龄、性别、个性化需求进行比色。

（5）尖牙的饱和度高，选择色调时可以尖牙为参考。

（6）尽量采用分区比色，获得更精确的比色信息。

（7）牙齿的颜色不易确定时，可先选择略高明度、略低饱和度的颜色进行参考。

答案解析

目标检测

1. 下列不属于牙体色彩生理性变化的是（　　）
    A. 牙位差异　　　　　　B. 年龄差异　　　　　　C. 性别差异
    D. 部位差异　　　　　　E. 种族差异

2. 下列说法正确的是（　　）
    A. 比色对光线没有要求
    B. 比色前不需要对牙面做任何处理
    C. 比色过程中可长时间注视牙齿
    D. 比色时应避免周围环境的干扰
    E. 不宜采用分区比色法比色

3. 下列关于 3D 比色板的说法，错误的是（　　）
    A. 首先确定明度　　　　　　B. 第二步确定饱和度
    C. 最后确定色调　　　　　　D. 以邻牙或对颌同名牙作为比色参考
    E. 使用较为复杂，临床上不常用

（周　谧）

书网融合……

重点小结

微课

习题

项目十二　美容牙科摄影

微课

PPT

学习目标

知识目标：通过本项目的学习，应能掌握牙齿及面部摄影方法；熟悉美容牙科摄影与普通摄影的区别；了解美容牙科摄影器材。

能力目标：能够熟练应用美容牙科摄影。

素质目标：通过本项目的学习，锻炼自身的动手能力。

情境导入

情境：小李在美容牙科诊所实习的过程中发现医生在治疗前后经常会给患者拍摄照片，她认为没有必要，侵犯患者隐私。

思考：1. 美容牙科摄影是否有必要？

2. 美容牙科摄影和平时拍照有什么区别？

美容牙科摄影多属于静态摄影，其用途相对狭窄。在临床医疗中，美容牙科摄影可以捕捉到更多的医疗信息，其主要目的在于：病历资料的保存、治疗计划的制定、医患交流、医技交流和提供法律依据。

美容牙科摄影在临床医疗中应用广泛，其拍摄手法与参数设置与普通摄影也有区别，主要体现在以下方面。

1. 放大倍率　普通摄影对放大倍率没有要求，一般摄影者常根据构图需要而调整放大倍率。而美容牙科摄影属于专业医学摄影的范畴，对拍摄主体大小有严格的要求，需要根据拍摄部位的不同选择不同的放大倍率。规定了放大倍率的图片，可以提供准确的尺寸参考，也能够更加准确地记录病历资料。例如，拍摄牙列及咬合情况时，需要 1∶2 的放大倍率；拍摄局部牙冠、牙龈时，需要 1∶1 或 1∶1.2 的放大倍率，在颌面部的拍摄中，如拍摄正侧位口外照片时，需要 1∶8 或 1∶10 的放大倍率。

2. 对焦方式　目前普通摄影多采用自动对焦模式，除了方便以外，还可以防止主体对焦不准确。但是，在美容牙科摄影中，由于需要控制拍摄比例参数，规范摄影多用手动对焦，避免尺寸上的失真，这就要求拍摄者在摄影时，通过身体的移动调整对焦点，进行拍摄。

3. 拍摄参数　普通摄影根据环境的不同需要调节光圈、快门值、白平衡以及感光度，以便达到不同的摄影要求，有时采用非常规的拍摄参数能够达到意想不到的效果。而美容牙科摄影与普通摄影的要求不同，需要还原正常亮度以及保证高清晰度。正确的参数能够保证具有层次感的图片，能够还原出口腔内真实情况。比如口腔内摄影需要以较小的光圈值，获得足够的景深，建议口内照片光圈值设定小于 F22，而口外面部摄影一般为 F5.6 ~ F2.8。决定光圈值之后，再调节其余参数修正曝光量。曝光不足或者过量会导致图片信息的丢失，为了保证图片的清晰度，推荐设置快门速度为 1/125，感光度可以选择最低的值。另外，在白平衡的设置中，推荐使用闪光灯白平衡或者中性白平衡，或者拍摄者可根据相机本身情况、周围环境、自身经验以及闪光灯、辅助灯的色温值调节白平衡。

4. 拍摄环境　与普通摄影不同，美容牙科摄影的拍摄主体为牙齿以及咬合关系。口腔内摄影环境具有特殊性，比如拍摄视野窄，舌头的阻碍，口腔内唾液、温度、湿度、牙齿表面的清洁度等对图像清晰度的影响，都需要在拍摄时引起注意。另外，在拍摄前，需要用吸唾器吸干多余的唾液，充分保持口腔环境的清洁；在使用反光板时可以通过三用喷枪向表面喷气或者提高反光板表面温度以免产生水雾；使用均一颜色的深色背景，排除其余颜色的干扰，使拍摄影像更加真实可靠。

5. 拍摄体位 美容牙科摄影在拍摄体位上相对简单且严格，为了拍摄患者特定角度的信息，患者需要摆出固定体位，摄影者和辅助者也需要根据拍摄目的的不同，调节自身体位。

美容牙科摄影在器材的选择上常选用单反相机、微距镜头和环形散光灯，辅助器械包括口角拉钩、反光镜和背景板。

任务一　牙齿摄影

美容牙科摄影在进行口内牙齿摄影时常需要拍摄咬合位牙弓照、牙弓𬌗面照、前牙列照、后牙列照和单颗牙特写照等，具体拍摄方法及参考参数设置如下。

1. 咬合位牙弓正面照（图 4-13） 拉钩不要遮挡牙齿；牙列中线位于图像中部；注意牙列左右水平，不要有偏斜，双侧颊间隙大小要一致。

2. 咬合位牙弓侧 45°照（图 4-14） 前牙前方留出一定空位；尽量暴露后牙；以上颌尖牙为构图中心。

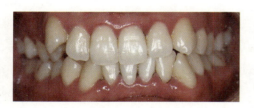

图 4-13　咬合位牙弓照

（佳能 EOS70D／70mm 镜头／快门 1/125／光圈 10／感光度 200）

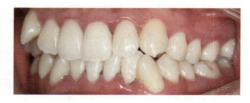

图 4-14　咬合位牙弓 45°照

（佳能 EOS70D／70mm 镜头／快门 1/125／光圈 10／感光度 200）

3. 牙弓𬌗面照（图 4-15） 无实像、唾液、气泡等干扰物；图像要正；对焦中心在第一磨牙咬合面。

4. 前牙列照（图 4-16） 取景无干扰物；牙列分布尽量位于图像中央；颌曲线大致与反光板中央平行。

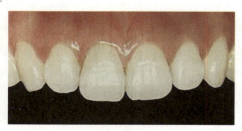

图 4-16　上颌前牙列黑底板照

（佳能 EOS70D／70mm 镜头／快门 1/125／光圈 22／感光度 640）

5. 后牙列照（图 4-17） 取景无干扰物；牙列分布尽量位于图像中央；颌曲线大致与反光板中央平行。

6. 单颗牙特写照 如图 4-18 所示。

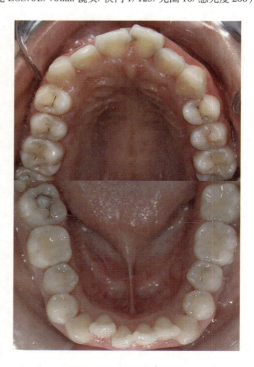

图 4-15　牙弓𬌗面照

（佳能 EOS70D／70mm 镜头／快门 1/125／光圈 10／感光度 200）

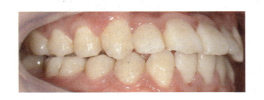

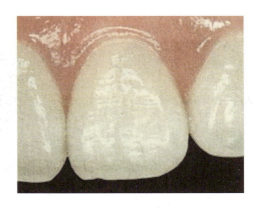

图 4 – 17 后牙颊侧牙列照

（佳能 EOS70D/70mm 镜头/快门 1/125/光圈 10/感光度 200）

图 4 – 18 单颗牙照

（佳能 EOS70D/70mm 镜头/快门 1/125/光圈 22/感光度 640）

任务二 面部摄影

美容牙科摄影在进行口外面部摄影时常需要拍摄自然放松照（全面部）、微笑照（全面部）等，具体拍摄方法及参数设置如下。

1. 自然放松照（全面部） 正面自然放松肖像面中线位于图像中部，取景上至头顶，下至颏底，左右耳暴露量，对焦中心在颧部，眉弓与水平线平行；45°侧面自然放松肖像构图中心颧部，对焦中心在嘴唇或前牙；90°侧面自然放松肖像构图中心在颞下颌关节或耳屏，对焦中心在嘴唇轮廓或前牙轮廓（图 4 – 19）。

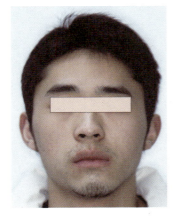

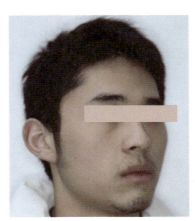

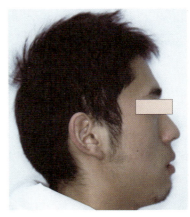

正面   45°左侧面   90°左侧面

图 4 – 19 自然放松照（全面部）

（佳能 EOS70D/70mm 镜头/快门 1/125/光圈 2.8/感光度 200）

2. 微笑照（全面部） 正面微笑照牙列中线位于图像中部，牙列与水平线平行，对焦于尖牙，构图中心为上颌中切牙之间；45°微笑照对焦于嘴唇或侧切牙；90°侧面微笑照对焦中心在嘴唇轮廓或中切牙轮廓（图 4 – 20）。

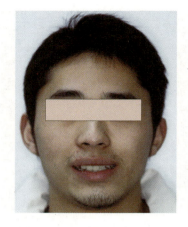

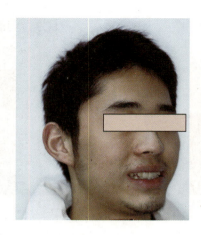
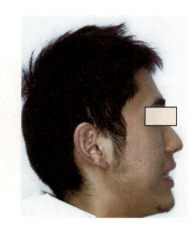

正面　　　　　　　　　　45°左侧面　　　　　　　　　　90°左侧面

图 4 - 20　微笑照（全面部）

（佳能 EOS70D/70mm 镜头/快门 1/125/光圈 10/感光度 200）

答案解析

●●●● 目标检测

1. 下列不属于美容牙科摄影器材的是（　　）

　　A. 单反相机　　　　　　B. 微距镜头　　　　　　C. 普通闪光灯

　　D. 反光镜　　　　　　　E. 口角拉钩

2. 下列关于美容牙科摄影的说法，正确的是（　　）

　　A. 放大倍率没有要求　　B. 多采用自动对焦模式　　C. 光圈值通常较大

　　D. 拍摄环境特殊　　　　E. 通常不需要用辅助器械

3. 下列关于口腔摄影的说法，正确的是（　　）

　　A. 咬合位牙弓正面照图像可以有偏斜

　　B. 咬合位牙弓侧 45°照可以不暴露全部后牙

　　C. 前牙列照图像可包含嘴唇

　　D. 正面微笑照对焦中心为中切牙

　　E. 正面微笑照构图中心为上颌中切牙之间

（周　谧）

书网融合……

重点小结　　　　　　　微课　　　　　　　习题

项目十三 龋 病

PPT

任务一 龋病的基础知识 微课1

知识目标：通过本项目的学习，应能掌握龋病的病因、主要致病菌，浅龋、中龋、深龋的临床表现；熟悉龋病的好发部位，龋病的诊断方法，龋病的牙体充填修复治疗方法；了解菌斑的定义，龋病的病理学表现，龋病的非手术治疗方法。

技能目标：能运用龋病的致病因素进行有针对性的自我保健措施；运用龋病临床表现的理论知识进行龋病的初步判断。

素质目标：通过本项目的学习，树立口腔健康意识及对患者的同理心。

情境：在某医院口腔门诊，一位妈妈带着7岁的男孩就诊，主诉牙齿疼痛，医生检查后诊断为龋病，询问家长孩子平时的生活习惯，得知小孩平时爱喝奶茶，有时候一天不止喝一次，也不爱刷牙，偶尔刷一刷。

思考：1. 该男孩此时有多少颗恒牙？

2. 以上哪些行为是龋病的危险因素？

一、概述

（一）龋病的定义

龋病（dental caries or tooth decay）是牙体硬组织在以细菌为主的多种因素影响下，发生的慢性、进行性破坏性疾病。其发病率在人类各种疾病发病率中位居前列，并且随着经济的发展，特别是随着人们精细食物摄入量的增加呈现出上升趋势。龋病的临床特征是牙体硬组织在颜色、形态、质地等方面发生变化。龋病初期，龋坏部位硬组织发生脱矿，微晶结构改变，牙釉质呈白垩色，继之病变部位有食物、色素，细菌的代谢产物等外源性色素沉着，局部呈黄褐色或棕褐色，随着无机成分脱矿，有机成分破坏分解，牙体硬组织发生疏松软化，最终导致牙体缺损，形成龋洞。因牙体组织缺乏生长和修复能力，一旦形成龋洞，组织不能对缺损进行自我修复以恢复正常的牙体解剖形态。龋病一般情况下不危及患者生命，因此不易受到人们的重视。实际上龋病给人类造成的危害极大，特别是病变向牙体深部发展时，可引起牙髓组织感染、根尖周组织感染、颌骨炎症等一系列并发症。随着病变的发展，可导致牙冠缺损，形成残根，最终使牙体丧失，破坏咀嚼器官的完整性，既影响了消化功能，又影响了儿童时期牙颌系统的正常发育。此外，龋病及其继发病作为病灶，还可引起远隔脏器的疾病。世界卫生组织（WHO）于 20 世纪 60 年代初将龋病列为继心血管疾病和肿瘤后危害人类的第三大疾病之一，受到了全世界的广泛关注。

（二）龋病的流行病学

1. 龋病的好发部位

（1）好发牙位　龋病有一定的好发部位，在恒牙列，患龋频率最高的是下颌第一磨牙，其次是下颌第二磨牙，再往后依次是：上颌第一磨牙、上颌第二磨牙、前磨牙、第三磨牙、上颌前牙，下颌前牙患龋率最低（图 5-1）。在乳牙列，下颌第二乳磨牙患龋率最高，其次是上颌第二乳磨牙，再往后依次是：第一乳磨牙、上颌乳前牙、下颌乳前牙（图 5-2）。

（2）好发牙面　以咬合面居首位，其次是邻面，再次是颊面。随着人口老龄化以及牙周疾病患病率的增加，牙槽骨吸收、牙龈萎缩导致牙根暴露，牙根也成为了龋病的好发部位。

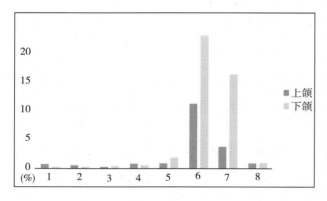

图 5-1　恒牙列各牙龋病发生率

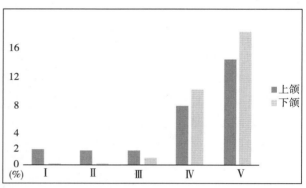

图 5-2　乳牙列各牙龋病发生率

2. 龋病的流行情况　龋病是人类古老的疾病之一，据考古研究发现，目前可以整理出来的龋病流行病学资料可追溯到公元前 12000 年。巴勒斯坦发掘出来的旧石器时代的人类头颅，共有 55 颗牙齿，却只在其中发现了一颗龋齿，这说明其实古代人的龋病患病率很低。

但龋病发病率随着人类的进化、经济水平的提高及生活方式的改变而增加，其中影响最直接、最大的就是饮食习惯和食物种类的改变，主要是糖类食物的摄入量增加，以及食物的精细化。17～18 世纪，欧洲人的患龋率普遍上升 70%～80%，20 世纪 60 年代，欧洲人的患龋率更是达到了 90%。不过随着公共口腔健康措施的实施和个人保健意识的提高，许多发达国家的患龋率呈下降趋势，而发展中国家因为防龋措施的不完善仍呈缓慢上升趋势（图 5-3）。

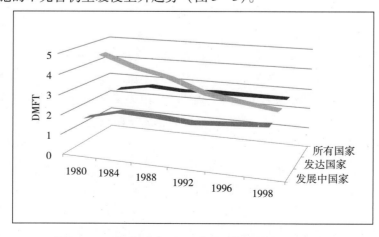

图 5-3　不同国家 12 岁儿童 DMFT 变化情况示意图

2017 年公布的第四次全国口腔健康流行病学调查结果与第三次全国口腔健康流行病学调查结果对比显示（图5－4），我国 5 岁儿童乳牙患龋率为 70.9%，上升了 5.8%，12 岁儿童恒牙患龋率为 34.5%，上升了 7.8%。虽然儿童患龋率仍在增加，但 5 岁和 12 岁儿童龋齿经过充填治疗的比例分别为 4.1% 和 16.5%，充填治疗率上升了 50%，说明儿童家长的口腔健康意识在不断提高，口腔健康管理行为在逐渐增多。

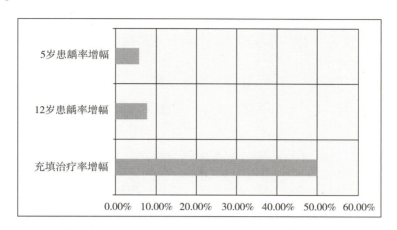

图 5－4　第四次全国口腔健康流行病学调查患龋率与治疗率增幅示意图

二、龋病的病因

在人类对龋病漫长的研究中，形成了非常多具有代表性的学说，这些学说对龋病现代病因理论的建立具有奠基和推动作用。如化学细菌学说、蛋白溶解学说、蛋白溶解－螯合学说、四联因素理论（图 5－5）等。其中四联因素理论认为易感的宿主、口腔细菌、产酸的食物和足够的时间是形成龋病的四个重要因素，联系紧密，缺一不可，只有同时存在才能导致龋病的发生。

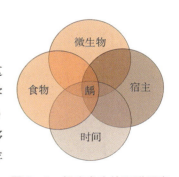

图 5－5　龋病发生的四联因素

1. 微生物因素　健康人口腔中存在非常多的口腔微生物群落，种类繁多，包括细菌、真菌、螺旋体、原虫和支原体，目前已知的细菌种类就有 700 多种。各种口腔微生物在口腔中共同作用，在种群、数量以及功能上保持着一个动态平衡的稳定状态，其稳态的维持与宿主口腔健康和疾病有着密切的关系。龋病是多种微生物在特殊的微生态环境下共同作用的结果，并不是由某一种细菌所致，牙面上存在的多种细菌均与龋病发生有关，其中最主要的为变异链球菌，以及某些乳杆菌属和放线菌属。

龋病过程中的细菌活动比较复杂，不能简单地认为是细菌吸附在牙面上发生的直接性损害，而是只有在菌斑介导下才能致龋，菌斑是附着在牙面上的牙菌斑生物膜的总称。牙菌斑生物膜是口腔微生物定植在牙面上的口腔微生态，是由细菌、各种有机物、无机物和水组成的斑块样物质，细菌在其中生长、发育、繁殖与衰亡，并进行着非常复杂的代谢活动，如糖代谢、蛋白质代谢及无机物代谢，这些代谢活动与龋病有着密切的关系，其中糖代谢最为重要。

2. 饮食因素　我们的日常食物在口腔微生物致龋的过程中是非常重要的因素，为其提供了重要的物质基础。

人们的饮食中主要有的营养物质有：碳水化合物、蛋白质、脂类、维生素、无机盐、膳食纤维和水。

其中碳水化合物类食物，尤其是蔗糖在龋病发病中具有重要地位。蔗糖能为口腔细菌在生理代谢过程中提供营养，细菌通过一系列途径将糖转化为乳酸，牙菌斑生物膜深层紧紧附着于牙面，质地致密，氧气稀少，且不易被唾液缓冲，酸性物质非常容易堆积，使牙齿持续处于酸性环境，导致牙齿硬组织脱矿破坏，出现病损。生活中常见的红糖、白砂糖、冰糖的主要成分都是蔗糖，只是纯度不同。其他糖类如麦芽糖、果糖及乳糖等也能产酸从而对牙齿造成损害，但弱于蔗糖。糖醇类物质致龋能力较弱，其中木糖醇最弱，还能抑制致龋菌生长等，同时又有一定甜度，所以生活中可以作为代糖物质。

3. 宿主因素　是指个体对龋病的易感程度，包括身体状况、牙齿情况、唾液相关情况等。都能在龋病发病方面有一定的影响作用。

4. 时间因素　龋病发病需要时间，牙菌斑生物膜的形成、细菌对糖的代谢分解，到酸性物质对牙齿产生实质性损害均需要一定时间。此外，牙齿萌出的时间、食物与牙齿接触的时间等都对龋病的发病有不同的影响。

知识链接

健康口腔行动方案（2019—2025 年）

贯彻落实《"健康中国 2030"规划纲要》和《中国防治慢性病中长期规划（2017 - 2025 年）》，深入推进"三减三健"健康口腔行动，健康口腔行动方案目标为：到 2020 年，口腔卫生服务体系基本健全，口腔卫生服务能力整体提升，儿童、老年人等重点人群口腔保健水平稳步提高。到 2025 年，健康口腔社会支持性环境基本形成，人群口腔健康素养水平和健康行为形成率大幅提升，口腔健康服务覆盖全人群、全生命周期，更好满足人民群众健康需求。到 2025 年 12 岁儿童患龋率控制在 30% 以内，12 岁儿童龋齿充填治疗比达到 24%，儿童窝沟封闭服务覆盖率达到 28%。

任务二　龋病的临床表现　微课 2

情境导入

情境：患者，男，25 岁，发现自己右下后牙表面发白 2 周。遂来到医院口腔门诊就诊，医生询问其表示平时没有疼痛及其他不舒服。在口腔检查中发现 47 颊面沟可见白垩色斑，探针颊面沟可卡探针。

思考：1. 该患者牙齿可能是什么疾病？
　　　2. 此牙若不及时治疗，后续颜色会如何变化？

龋病是一种慢性破坏性疾病，并不累及所有牙面，对牙齿的不同解剖部位具有某种倾向性。牙齿解剖外形及其在牙弓中的位置，以及其他因素，如氟、唾液、口腔卫生等，均可对龋病发病造成影响。在临床中为了能够准确反映龋病的损害程度和进展情况、清楚表明龋损发生的部位、获得正确的病因分析，并为治疗方案提供依据，出现了龋病的多种分类方法，不论哪种临床类型，引起龋损的微生物和底物大体相同，但在不同个体之间，牙齿各解剖部位的敏感性和损害进展速度均有很大差异。按照病变侵入深度的分类方法在临床上最为常用。

龋病的主要病理表现是牙体硬组织脱矿，表面失去光泽、质地软化，利于外来色素的沉积而使表面呈深褐色、黑褐色等。

一、浅龋

浅龋指细菌侵入仅达浅层，若发生在牙冠部位浅层则仅限于牙釉质内，又称牙釉质龋，牙釉质龋又可分为发生在殆面窝沟内的窝沟龋（图5-6）和发生在牙冠四周平滑面的平滑面龋；若发生在牙根浅层，则仅限于牙骨质内，又称牙骨质龋。窝沟龋的早期临床表现为龋损部位色泽为黑褐色，其下方有白垩色改变（图5-7），为龋白斑。用探针尖端进入窝沟内检查可探之粗有糙感或卡住探针。浅龋一般无明显的牙体缺损，仅有色泽的改变，也无自觉症状。

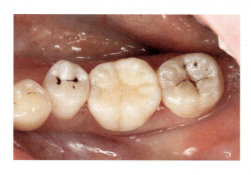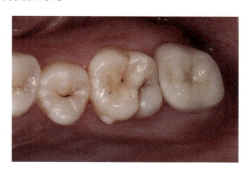

图5-6 后牙窝沟浅龋

早期阶段的牙釉质龋在光学显微镜下，龋坏的牙釉质从中心病损最前沿到表面可分为四层，首先为透明带，其次为暗带、病损体部，最后是相对完整的表面带。

1. 透明带 是龋坏的最深层，是损害进展的最前沿，即发生最早的损害，和正常釉质相连。此层釉质晶体开始脱矿，在光学显微镜下，此层发亮并呈透明状。透明带的形成或许是釉质的一种防御性反应，透明带并非在所有病变中都出现，或只存在于病变的部分区域，这与观察的方式和病变的进展方式有一定关系。

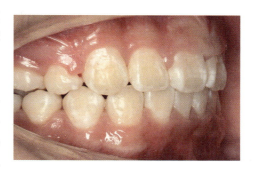

图5-7 多颗牙白垩色改变

2. 暗带 紧接于透明带，此层较透明带孔隙增加，为微小孔隙，孔隙内充满了空气，因为空气的折射率与釉质组织相差较大，所以在光学显微镜下色暗，故称暗带。暗带与龋病的脱矿和再矿化有关。

3. 病损体部 是釉质龋坏的主要部分，也是龋坏最严重的部分。在此区，釉质的矿物质大量溶解，组织正常结构被破坏。显微放射摄影检查病损体部，此层为明显的射线透射区，表面脱矿非常明显。病损体部在所有龋损中都存在。

4. 表面带 位于釉质的最表层，此层表现为相对完整，因为组织结构和理化特性与正常的釉质相似，脱矿程度也相对较轻，只有一些色泽上的改变。

二、中龋

中龋指龋病发展到了牙本质浅层，此时一般有实质上的龋洞形成（图5-8～图5-10）。此时除了牙齿本身色形质的改变外，还伴随一些自觉症状，如对冷热酸甜敏感。

此时的龋损潜行性破坏牙釉质后，沿牙本质小管走向侵入牙本质，在牙本质中形成锥形损害，其基底在釉牙本质界处，尖端指向牙髓。在光学显微镜下由深部到表面可

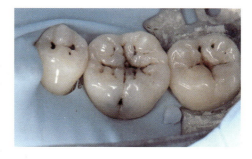

图5-8 后牙颊面沟中龋

以分为以下四层：透明层（硬化区）、脱矿层、细菌侵入层、坏死崩解区。

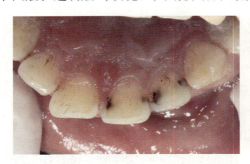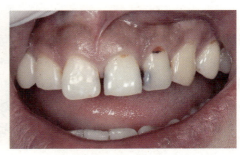

图5-9 前牙邻面中龋

1. 透明层（硬化区） 为牙本质区龋深层最早出现的改变，位于锥形损害的尖端和侧面。当牙本质深龋进展较慢时，在脱矿层的下方形成一层硬化层。在光学显微镜下，可见此层结构致密，牙本质小管密集，管腔直径比正常牙本质管腔狭小。

2. 脱矿层 此层矿物质被溶解，但牙本质小管结构形态仍相对完整，硬度可能稍有降低，是细菌侵入前酸的扩散导致的。在脱矿层表面可见少量细菌，但内部深层组织大部分均为无菌。

3. 细菌侵入层 此层位于脱矿层表面，牙本质小管内有细菌侵入，随着细菌在小管内繁殖，牙本质小管管腔肿胀、扩张、变形。此层牙本质质软，在治疗中需去除干净，防止发生继发龋（图5-10）。

4. 坏死崩解层 此层位于牙本质龋的最外层，为龋损破坏最严重的一层。在此层，细菌除了侵入牙本质小管内以外，还继续侵入牙本质小管周围、小管之间，将牙本质正常结构形态几乎完全破坏。实质性的龋损或龋洞也开始出现。

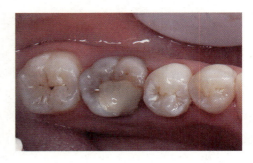

图5-10 后牙充填治疗后发生继发龋

三、深龋

指龋损已经发展到牙本质深层，此时深龋洞明显（图5-11~图5-13），龋洞内含有大量软化牙本质以及食物残渣等（图5-14）。此时的外界刺激症状非常明显。

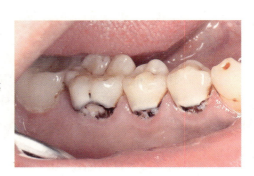

图5-11 牙颈部深龋

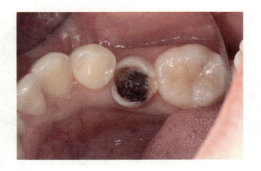

图5-12 后牙牙冠深龋

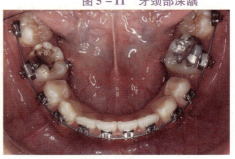

图5-13 正畸矫正中出现的后牙牙冠深龋

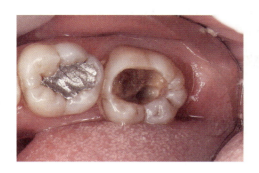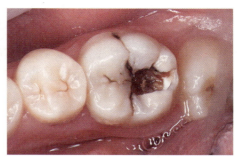

图 5 - 14 后牙牙冠深龋

牙釉质再生技术

2019 年 8 月 30 日，国际学术期刊《科学进展》在线发表了"Repair of tooth enamel by a biomimetic mineralization frontier ensuring epitaxial growth"，研究团队发明了一种"药水"——仿生修补液，在牙釉质（enamel）的缺损处滴上两滴，48 小时内缺损表面能"长"出 2.5 微米晶体修复层，其成分、微观结构和力学性能与天然牙釉质几乎一致，并与原有组织无缝连结。

任务三　龋病的诊断及治疗 📱微课3

情境导入

情境：张阿姨因刷牙时发现牙齿表面发黑前来就诊，你认为张阿姨这种情况牙齿发生了什么问题，可能需要通过哪些的治疗方法解决？

思考：1. 龋病的诊断方法有哪些？

2. 龋病的治疗方法有哪些？

一、龋病的诊断方法

临床上龋病常用的诊断方法包括：问诊、视诊、探诊、牙髓活力温度测验、X 线检查、光学检查以及龋损组织化学染色等。

1. 问诊　需要询问患牙有无敏感、疼痛、食物嵌塞等症状，了解患者的口腔健康状况，口腔保健情况以及全身健康状况。

2. 视诊　观察牙面的颜色有无变黑或有无黑褐色等；观察有无失去光泽的白垩色斑点；有无龋洞形成；当怀疑有邻面龋时，从邻面观察邻近的边缘嵴有无变暗的黑晕出现。

3. 探诊　使用牙科探针，可以发现早期的窝沟龋和发生在邻面的龋。

4. 牙髓活力温度测验　用于区别深龋时牙髓的状态。当患牙出现了牙本质深层龋损时，外界的温度刺激易通过牙本质小管传递到牙髓而出现患牙对温度一过性敏感的症状。如果牙髓已处于炎症状态，患牙对温度刺激的反应阈值就会改变，即牙髓的感觉更灵敏或更迟钝。

5. X 线检查　对于视诊和探诊不能确定的龋损或需要进一步确定龋损范围时，应拍摄患牙的 X 线片。

6. 光学检查　用光导纤维装置进行龋损牙的检查效果更好，能直接看出龋损的部位、范围大小及龋洞的深度。

7. 龋损组织化学染色　碱性品红可以使龋坏部位变性的胶原组织和细菌着色，从而有助于区别正常的牙本质组织。根据这种原理有商品化的龋蚀检知液，用于临床指导去腐过程，对初学者有一定帮助。

二、龋病的非手术治疗

龋病的非手术治疗是针对牙齿未形成龋洞的早期龋的一种保守疗法，主要是采用药物或再矿化等方法终止龋病的发展并使脱矿部分再矿化，多数时候对已有实质性缺损的龋齿不适用。

（一）药物治疗

1. 氟化物　常用的有75%氟化钠甘油糊剂、8%氟化亚锡溶液、酸性磷酸氟化钠（APF）溶液、含氟凝胶（如1.5% APF 凝胶）及含氟涂料等。氟化物对软组织无腐蚀性，不使牙变色，安全有效，前、后牙均可使用。

2. 氟化物的作用　降低釉质的脱矿和促进釉质的再矿化；氟对微生物的作用。主要适用于釉质早期龋，位于平滑面尚未形成龋洞者；静止龋，龋损面容易清洁。

3. 治疗方法　将氟化物涂于患区，用橡皮杯或棉球反复涂搽牙面 1 ~ 2 分钟。如用涂料则不必反复涂搽。

（二）再矿化治疗

再矿化治疗（remineralizative therapy）是在药物治疗的基础上发展起来的一种治疗早期龋的方法，即采用人工方法使脱矿釉质或牙骨质再次矿化，恢复其硬度，终止或消除早期龋损。

1. 再矿化液的组成　再矿化液主要为含有不同比例的钙、磷和氟。为加强再矿化液的稳定性，常在再矿化液中加入钠和氯。再矿化液的 pH 一般为 7。

2. 适应证

（1）光滑面早期龋，白垩斑或褐斑。

（2）龋易感者可作预防用。

（3）急性龋、猖獗龋充填修复治疗时的辅助药物。

3. 治疗方法

（1）含漱　配制成漱口液，每日含漱。

（2）局部应用　适用于个别牙的再矿化。清洁、干燥牙面，将浸有药液的棉球置于患处，每次放置数分钟，反复 3 ~ 4 次。

（三）预防性树脂充填

预防性树脂充填（preventive resin restoration）是防治窝沟龋的有效方法，该方法仅去除窝沟处的病变釉质或牙本质，根据龋损的大小，采用酸蚀技术和树脂材料充填龋洞并在牙面上涂一层封闭剂，是一种窝沟封闭与窝沟龋充填相结合的预防性措施。

1. 适应证

（1）窝沟和点隙有龋损能卡住探针。

（2）深的点隙窝沟有患龋倾向，可能发生龋坏。

（3）窝沟有早期龋迹象，釉质脱矿或呈白垩色。

2. 治疗方法　临床操作步骤包括清洁牙面、隔湿及干燥、酸蚀、冲洗和干燥、涂布封闭剂及固化等步骤。

（四）树脂浸润治疗

树脂浸润治疗（resin infiltration）是一种治疗早期邻面龋的微侵入性治疗方法。高渗透性、低黏度、高表面张力的光固化渗透树脂材料通过毛细虹吸作用浸润到脱矿牙釉质的多孔隙结构中，封闭酸性物质入侵和矿物质溶解流失的通道，在病损内部形成屏障，最终起到再矿化和治疗早期龋的作用。

三、龋病的牙体充填修复治疗

（一）牙体充填修复治疗方法

对于牙体缺损修复治疗，根据临床操作步骤，可以分为直接修复（direct restoration）和间接修复（indirect restoration）两大类。

直接修复指患者就诊时医生在椅旁直接完成的牙体修复。一般是在完成基础治疗的同时，用手术切割器械对牙齿缺损部位进行洞形制备或修整，然后用充填修复材料恢复牙齿的正常外形。直接修复治疗多在一次诊疗过程中完成，相对保留了更多的牙体组织，操作较为简便。

间接修复体主要包括嵌体、贴面、全冠和桩核冠。制作间接修复体包括牙体预备、取印模、技工室制作和临床粘接等步骤。间接修复治疗的部分操作在技工室内完成，可选择的材料更为广泛。

（二）牙体充填修复设计原则

为患者制订最适合的治疗计划和获得最佳医患配合关系到整体治疗效果。

（1）在制订治疗计划时，要充分考虑患者的社会背景、接受教育情况，以及经济承受能力。在遵循治疗原则的前提下，制订个性化的诊疗计划。

（2）诊疗前需进行口腔全面检查和治疗设计，包括制订适当、有效的个性化预防计划。治疗后需进行疗效追踪观察，制订个性化复诊计划。

（3）治疗前，应当进行充分的医患交流，了解患者的治疗期望值以及评估患者心理状态。

（4）就诊环境的舒适性有助于患者放松，医患之间的充分交流可以减少患者对治疗的恐惧。

（5）在全口治疗设计时要考虑患者的口腔卫生状况、牙周健康情况、全口咬合关系、修复间隙等。对于准备进行牙体缺损充填修复治疗的患牙，必要时先进行牙周或正畸辅助治疗。

（6）进行龋易感性评估，制订系列治疗计划，对患者实施饮食指导和口腔卫生指导，并采取相应的局部用氟措施。

（三）牙体充填修复术

牙体充填修复术是修复牙体缺损的临床常用技术之一。使用手用器械和机用切割工具去净龋坏组织后，将剩余牙体组织制备成具有机械固位和抗力的规定形状，最后用复合树脂材料，充填到制备好的窝洞中，以恢复牙齿的形态和功能。

1. 银汞合金充填术　作为传统充填材料的银汞合金，具有良好的抗压强度、硬度和耐磨性，操作方便、价格低廉、性能稳定，适用于后牙缺损的充填治疗。银汞合金的缺点是颜色与牙齿不匹配，与牙齿无粘接性，须牺牲部分健康牙体组织来获取机械固位。此外，汞生产和使用环节可对环境造成污染。以上缺点限制了银汞合金在牙体缺损充填修复治疗中的使用。

2. 复合树脂直接粘接充填术

（1）适应证与禁忌证

1）适应证　复合树脂修复适用于临床上大部分牙体缺损，其适应证包括：①Ⅰ～Ⅵ类窝洞的修复；②冠底部、核的构建；③窝沟封闭或预防性扩展修复；④美容性修复，如树脂贴面、牙体外形修整、关闭牙间隙等；⑤间接修复体的粘接；⑥暂时性修复体；⑦牙周夹板。

2）禁忌证　应用复合树脂修复的禁忌证与隔离、咬合等因素有关，包括：①无法有效隔离患牙；②当修复体须承担全部咬合时；③重度磨损或有磨牙症患者；④缺损延伸至根面。

（2）准备过程

1）术前准备　局部麻醉和手术区的清洁。

2）复合树脂比色　比色要在自然光下进行，比色前须清洁患牙及邻牙表面以减少色素对比色的影响。

3）手术区的隔离　①橡皮障隔离：优点包括：a. 保持手术区清洁及干燥，防止唾液污染；b. 保持口腔呈开口状，隔离牙龈、舌、唇和颊等组织，以利临床操作；c. 防止操作过程对患者口腔可能造成的伤害。②棉卷隔湿：下列情况不宜使用橡皮障：a. 未完全萌出的年轻恒牙；b. 某些第三磨牙；c. 某些严重错位牙；d. 哮喘患者常有鼻呼吸困难，无法耐受橡皮障。此种情况下，棉卷是替代橡皮障隔离的有效办法。

（3）牙体预备与牙髓保护

1）预备要求　去尽龋坏组织、有缺陷组织或材料以及脆弱的牙体结构。

2）牙髓保护　如若腐质去净且牙体预备后近髓（剩余牙本质厚度<1mm），则需要使用氢氧化钙衬洞，以玻璃离子体垫底。

（4）粘接　酸蚀－冲洗粘接技术。①酸蚀，使用凝胶状酸蚀剂，可使用小毛刷蘸涂，也可使用小注射器直接注射到酸蚀部位。②涂布预处理剂及粘接树脂。

（5）复合树脂的充填　选用适当的充填材料，填入预备好的窝洞，恢复患牙的外形和功能。

（6）复合树脂的固化　固化时，引导头应尽可能接近材料表面，每次光照20秒。

（7）修复体的修形和抛光　充填后应选择适宜的修形和抛光器械，由粗到细进行，避免损伤牙体及龈缘。

3. 玻璃离子水门汀修复术　玻璃离子水门汀是一类多功能的牙色材料，不同类型的玻璃离子水门汀具有其相应的临床适应证。主要用于小的、不承受咬合压力窝洞的充填修复；窝沟封闭；间接修复体和外伤牙、牙周夹板、正畸托槽的粘接等。在根面龋、乳牙龋、猛性龋等的充填修复中尤其具有优势。

玻璃离子水门汀可以释放氟离子，具有防龋能力；具有良好的生物相容性，对牙髓刺激性小。但在抗磨性、美观性、临床操作性及材料的稳定性等方面不及复合树脂，这在一定程度上限制了其临床应用的范围。

▌**知识链接**▌

复合树脂

复合树脂是在甲基丙烯酸酯基础上发展起来的高分子修复材料，主要由树脂基质、无机材料和引发体系组成。1962年Brown为了改善丙烯酸树脂的物理性能，研制了一种具有特殊结构和性能的树脂单体双酚A二甲基丙烯酸缩水甘油酯（Bis－GMA），并添加硅化颗粒以加强材料的物理机械性能，奠定了复合树脂以及美学修复的基石。在此基础上，复合树脂迅速发展，进入21世纪出现了纳米填料型。复合树脂的性能得以不断改进，特别是粘接技术的发展，使复合树脂在牙体修复中得到了更为广泛的应用，是目前较为理想的牙色材料。

答案解析

目标检测

1. 四联因素中不包括（　　）
    A. 时间　　　　　　　　　B. 地点　　　　　　　　　C. 宿主和牙齿
    D. 微生物　　　　　　　　E. 产酸的食物

2. 下列说法正确的是（　　）
    A. 龋病是牙体软组织发生的慢性、进行性破坏性疾病
    B. 龋病是牙体硬组织仅在细菌影响下，发生的慢性、进行性破坏性疾病
    C. 龋病是牙体硬组织在以细菌为主的多种因素影响下，发生的急性、进行性破坏性疾病
    D. 龋病是牙体硬组织在以细菌为主的多种因素影响下，发生的慢性、进行性破坏性疾病
    E. 龋病是牙体硬组织在以细菌为主的多种因素影响下，发生的慢性、可逆性破坏性疾病

3. 恒牙列患龋率最高的牙齿是（　　）
    A. 第一磨牙　　　　　　　B. 第二磨牙　　　　　　　C. 第三磨牙
    D. 尖牙　　　　　　　　　E. 切牙

4. 牙本质龋的最外层是（　　）
    A. 透明层　　　　　　　　B. 脱矿层　　　　　　　　C. 细菌层
    D. 非细菌层　　　　　　　E. 坏死崩解层

5. 仅在牙釉质内的龋齿是（　　）
    A. 浅龋　　　　　　　　　B. 中龋　　　　　　　　　C. 深龋
    D. 硬化龋　　　　　　　　E. 窝沟龋

6. 浅龋病理改变中不包含（　　）
    A. 透明带　　　　　　　　B. 暗带　　　　　　　　　C. 病损体部
    D. 硬化带　　　　　　　　E. 表面带

7. 龋病的诊断方法不包含（　　）
    A. 问诊　　　　　　　　　B. 视诊　　　　　　　　　C. 探诊
    D. X线检查　　　　　　　E. 叩诊

8. 非手术治疗龋病的适应证不包括（　　）
    A. 深龋　　　　　　　　　B. 早期龋　　　　　　　　C. 急性龋
    D. 猖獗龋　　　　　　　　E. 龋易感者预防使用

9. 下列不属于龋病非手术治疗方法的是（　　）
    A. 复合树脂充填治疗　　　B. 药物治疗　　　　　　　C. 再矿化治疗
    D. 预防性树脂充填　　　　E. 树脂浸润治疗

（敬 珮 常 炜）

书网融合……

　重点小结　　　　　　　微课1　　　　　　　　微课2　　　　　　　　微课3　　　　　　　　习题

项目十四 牙髓炎及根尖周炎 微课

PPT

学习目标

知识目标： 通过本项目的学习，应能了解牙髓炎及根尖周炎的病因、分类、临床表现及诊断，牙髓炎及根尖周炎的治疗方法以及根管治疗术的基本步骤。

能力目标： 能清晰地向患者解释牙髓炎及根尖周炎的病情、治疗方案和预后，有效地沟通并建立信任。

素质目标： 通过本项目的学习，树立关怀意识，关心患者的心理需求和情感状态，提供温暖的人文关怀，帮助患者度过治疗期。

情境导入

情境： 李叔叔面带痛苦地走进诊室，告诉你他的牙齿疼痛难忍。

思考： 1. 你应向患者询问哪些内容？

2. 根管治疗术的治疗步骤有哪些？

任务一 牙髓炎

俗话说"牙疼不是病，疼起来真要命"指的就是牙髓炎引起的疼痛。牙髓炎的主要症状为疼痛，甚至是剧烈的、难以忍受的疼痛，常会使患者饮食难进、痛苦不堪。引发疼痛的主要原因是由于牙髓组织处于四壁坚硬、缺乏弹性的牙髓腔中，其血液循环只能通过细小的根尖孔，缺乏侧支循环，牙髓炎症渗出物不易得到引流，髓腔内压很快升高，产生疼痛。牙髓的炎症多不能自行消除，需要去除病变牙髓及牙髓腔内的感染物，再密封根管系统，杜绝再感染的途径。

一、病因

引起牙髓炎的原因主要有细菌感染、物理和化学刺激以及免疫反应等，其中细菌感染是导致牙髓炎的主要因素。当牙齿受到龋病、磨损、创伤或医源性因素等破坏牙釉质或牙骨质的完整性时，牙本质甚至牙髓会暴露于口腔而导致牙髓感染。

二、分类

1. 可复性牙髓炎 是牙髓组织以血管扩张、充血为主要病理变化的初期炎症表现，若能彻底去除作用于患牙上的病原刺激因素，同时给予患牙适当的治疗，患牙的牙髓是可以恢复到原有状态的。

2. 不可复性牙髓炎 在可复性牙髓炎的基础上，若外界刺激持续存在，则牙髓的炎症继续发展，患牙可转成不可复性牙髓炎。

（1）**急性牙髓炎** 包括慢性牙髓炎急性发作。其临床特点是发病急，疼痛剧烈。临床上有急性症状的绝大多数病例属于慢性牙髓炎急性发作，无慢性过程的急性牙髓炎多出现在牙髓受到急性的物理损伤、化学刺激以及感染等情况下。

（2）慢性牙髓炎　包括残髓炎，是临床上最为常见的类型，一般不发生剧烈的自发性疼痛，但有时可出现不甚明显的阵发性隐痛或者每日出现定时钝痛。患者一般可定位患牙。

（3）逆行性牙髓炎　感染来源于患牙牙周炎所致的深牙周袋，袋内的细菌及毒素通过根尖孔或侧、副根管逆行进入牙髓，引起根部牙髓的慢性炎症，与普通牙髓炎病变发展方向相反，故命名为逆行性牙髓炎。

三、临床诊断

1. 了解患者的主诉症状，获取初步印象　通过询问病史，了解疼痛的部位（定位或放散）、性质（锐痛、钝痛、隐痛、跳痛、灼烧痛、肿痛）及严重程度，疼痛的时间，诱发、加重或缓解疼痛的因素等。根据患者的疼痛特点，初步判断是否为牙髓炎引起的疼痛。

2. 排查病因，寻找可疑患牙　一是检查是否有龋齿，包括近髓或已达牙髓的深龋洞；二是查看是否有近髓的非龋牙体硬组织疾病；三是检查有无深牙周袋存在；四是询问和检查有无治疗过的牙。

3. 牙髓温度测试和牙髓电活力测试　用以确定患牙。

四、临床表现

（一）可复性牙髓炎

可复性牙髓炎（reversible pulpitis）即牙髓组织以血管扩张充血为主要病理表现的初期炎症表现。若能彻底去除病原刺激因素，同时给予适当的治疗，患牙牙髓可以恢复正常。

1. 临床症状

（1）受冷、热、酸、甜刺激时，立即出现瞬间的疼痛反应，对冷刺激更敏感；刺激一去除，疼痛随即消失。

（2）没有自发性疼痛。

2. 检查

（1）患牙常见有接近髓腔的牙体硬组织病损，如深龋、深楔状缺损。或患牙有深牙周袋，也可受累于咬合创伤。

（2）患牙对温度测验，尤其是冷测表现为一过性敏感，且反应迅速。去除刺激后，数秒缓解。

（3）叩诊反应同正常对照牙，即叩痛（−）。

3. 诊断

（1）主诉对温度刺激一过性敏感，但无自发痛的病史。

（2）可找到能引起牙髓病变的牙体病损或牙周组织损害等病因。

（3）患牙对冷测的反应阈值降低，表现为一过性敏感。

（二）不可复性牙髓炎

不可复性牙髓炎（irreversible pulpitis）即病变较为严重的牙髓炎症。此类牙髓炎症自然发展的最终结局均为全部牙髓的坏死，临床治疗上只能选择摘除牙髓以去除病变。

1. 急性牙髓炎（acute pulpitis）　临床特点是发病急，疼痛剧烈。病因包括慢性牙髓炎急性发作，牙髓受到急性的物理损伤、化学刺激及感染。

（1）临床症状

1）自发性阵发性的剧烈疼痛，炎症牙髓出现化脓时，患牙有搏动性跳痛。

2）夜间痛，或夜间疼痛较白天剧烈。

3）温度刺激加剧疼痛，如果牙髓已有化脓或部分坏死，患牙可表现为所谓的"热痛冷缓解"。

4）疼痛呈放射性或牵涉性。

（2）检查

1）患牙可查及接近髓腔的深龋或其他牙体硬组织疾病，或有深的牙周袋。

2）探诊可引起剧烈疼痛，可探及微小穿髓孔，并可见有少量脓血。

3）温度测验时，患牙敏感，刺激去除后，疼痛症状持续一段时间。

4）早期叩诊无明显不适，当炎症波及根尖部的牙周膜时，可出现垂直方向的叩诊不适。

（3）诊断

1）典型的疼痛症状。

2）患牙肯定可找到有引起牙髓病变的牙体损害或其他病因。

3）牙髓温度测验结果可帮助定位患牙。

2. 慢性牙髓炎（chronic pulpitis） 临床上最为常见的一型牙髓炎，有时临床症状很不典型，容易误诊而延误治疗。

（1）临床症状

1）无剧烈的自发性疼痛，但有时可出现不甚明显的阵发性隐痛或每日出现定时钝痛。

2）患者可诉有长期的冷、热刺激痛病史等，对温度刺激引起的疼痛反应会持续较长时间。

（2）检查

1）炎症常波及全部牙髓及根尖部的牙周膜，致使患牙常表现为咬合不适或轻度的叩痛。

2）一般可定位患牙。

（3）诊断

1）可以定位患牙，长期冷、热刺激痛病史和（或）自发痛史。

2）肯定可查到引起牙髓炎的牙体硬组织疾病或其他原因。

3）患牙对温度测验有异常表现。

4）叩诊反应可作为很重要的参考指标。

3. 残髓炎（residual pulpitis） 属于慢性不可复性牙髓炎，发生在经牙髓治疗后的患牙，由于残留了少量炎症根髓或多根牙遗漏了未做处理的根管，因而命名为残髓炎。

（1）临床症状

1）自发性钝痛、放散性痛、温度刺激痛。

2）咬合不适或轻微咬合痛。

3）患者均有牙髓治疗病史。

（2）检查

1）牙冠可见牙髓治疗后的充填体或暂封材料。

2）对患牙施以强冷、强热刺激进行温度刺激，反应可为迟缓性痛或仅诉有感觉。

3）叩诊轻度疼痛(+)或不适感(±)。

4）去除患牙充填物，用根管器械探查病患根管至深部时有感觉或疼痛。

（3）诊断

1）有牙髓治疗史。

2）有牙髓炎症表现。

3）强温度刺激患牙有迟缓性疼痛以及叩诊疼痛。

4）探查根管有疼痛即可确诊。

4. 逆行性牙髓炎（retrograde pulpitis）　感染来源于深牙周袋，袋中的细菌可通过根尖孔或侧支根管逆行进入牙髓，引发逆行性牙髓感染。

（1）临床症状

1）急性牙髓炎症状。

2）慢性牙髓炎症状。

3）均有长时间的牙周炎病史。

（2）检查

1）患者有深达根尖区的牙周袋或较为严重的根分叉病变。牙龈水肿、充血、牙周袋溢脓，牙有不同程度的松动。

2）无引发牙髓炎的深龋或其他牙体硬组织疾病。

3）对多根患牙的牙冠不同部位进行温度测试，其反应可不同。

4）患牙对叩诊的反应为轻度疼痛(+)至中度疼痛(++)，叩诊呈浊音。

5）X线片示患牙有广泛的牙周组织破坏或根分叉病变。

（3）诊断

1）患者有长期牙周炎病史。

2）近期出现牙髓炎症状。

3）患牙未查出引发牙髓病变的牙体硬组织疾病。

4）患牙有严重的牙周炎表现。

任务二　根尖周炎

根尖周炎（periradicular lesions）是指发生于根尖周围组织的炎症性疾病，又称根尖周病，多为牙髓炎的继发病，主要由根管内的感染通过根尖孔作用于根尖周组织引发。

一、病因

引起根尖周炎的病因分为生物性刺激因素和非生物性刺激因素。前者主要为细菌感染，也是最主要的病原因素；后者为机械刺激、热损伤和化学刺激。临床还可见因创伤因素引发的根尖周炎。

二、分类

（一）急性根尖周炎

1. 急性浆液性根尖周炎（浆液期）　是根尖周炎发生的初期。主要病理表现为根尖部牙周膜内血管扩张、充血，渗出物以血浆为主，局部组织呈现水肿，随即有多形核白细胞浸润。此刻的根尖部牙骨质及其周围的牙槽骨尚无明显变化。临床过程短。

2. 急性化脓性根尖周炎（根尖脓肿期、骨膜下脓肿期、黏膜下脓肿期）　多是由急性浆液期发展而来的，也可由慢性根尖周炎转化而来。根尖周组织的浆液性炎症继续发展，则发生化脓性变化。此阶段白细胞，尤其是多形核白细胞浸润增多，根尖周膜中的炎症细胞被细菌及其产生的毒素破坏致死，细胞溶解、液化，并积聚形成脓液，分解、坏死的白细胞释放出组织水解酶（如胶原酶），致使牙周韧带破坏。脓液最初只局限在根尖孔附近的牙周膜内，炎症细胞浸润主要在根尖孔附近的牙槽骨骨髓腔中。此阶段称为根尖周脓肿阶段。若根尖部的脓液得不到通畅的引流，其必向根尖周围更广泛的区域扩散，并从组织结构较薄弱处突破。积聚在根尖附近的脓液可通过以下 3 种方式排出：①通过骨髓腔突破骨膜、黏膜或皮肤排脓；②通过根尖孔经根管从冠部缺损处排脓；③通过牙周膜从龈沟或牙周袋排脓。

（二）慢性根尖周炎

1. 根尖周肉芽肿　根尖部的牙周膜因受根管内病原刺激物的作用而发生慢性炎症性变化，代之以炎症肉芽组织，邻近的牙槽骨和牙骨质吸收破坏，由炎症肉芽组织所取代，这种以炎症性肉芽组织形成为主要病理变化的慢性根尖周炎即为根尖周肉芽肿。

2. 慢性根尖脓肿　随着病变的进展，炎症肉芽组织的体积不断增大，血运难以抵达肉芽肿的中心部，病变中央的组织细胞发生坏死、液化，形成脓液并潴留于根尖部的脓腔内，成为慢性根尖周脓肿。

3. 根尖周囊肿　当根尖周组织形成炎症肉芽组织时，遗留的正常牙根发育期间的 Hertwig 上皮根鞘细胞在慢性炎症的长期刺激下，可增殖为上皮团块或上皮条索。较大的上皮团中心由于缺乏营养发生退行性变，甚至坏死、液化，形成小囊腔，周围的组织液逐渐渗入，形成根尖周囊肿。

4. 根尖周致密性骨炎　当根尖周组织受到长期轻微、缓和的刺激，而患者的机体抵抗力又很强时，根尖部的牙槽骨并不发生吸收性破坏，反而表现为骨质的增殖，形成围绕根尖周围的一团致密骨，称根尖周致密性骨炎。

三、临床表现及诊断

（一）急性根尖周炎

急性根尖周炎（acute apical periodontitis，AAP）是从根尖部牙周膜出现浆液性炎症到根尖周组织形成化脓性炎症的一系列反应过程，是一个病变程度由轻到重、病变范围由小到大的连续过程。

1. 临床表现

（1）根尖周脓肿

1）症状　患牙出现自发痛、剧烈持续的跳痛，以至咬合时首先接触患牙并引起剧痛，患者因而不敢咬合。

2）检查　①患牙叩痛(+)～(++)，松动Ⅱ～Ⅲ度。②根尖部牙龈潮红，但尚无明显肿胀，扪诊感轻微疼痛。③相应的下颌下淋巴结或颏下淋巴结可有增大及压痛。

（2）骨膜下脓肿

1）症状　患牙的持续性、搏动性跳痛更加剧烈，因骨膜坚韧、致密，脓液集聚于骨膜下所产生的压力很大，病程至此，疼痛达到最高峰，患者感到极端痛苦。患者常诉有因疼痛逐日加剧而影响睡眠和进食，还可伴有体温升高、身体乏力等全身症状。

2）检查　①痛苦面容，精神疲惫。体温可有升高，约38℃。②患牙叩痛（+++），松动Ⅲ度，牙龈红肿，移行沟变平，有明显的压痛，扪诊深部有波动感。③严重者出现颌面部蜂窝织炎，致使面容改变。

（3）黏膜下脓肿

1）症状　由于黏膜下组织较疏松，脓液到达黏膜下时，压力已大为减低，自发性肿痛及咬合痛也随之减轻。全身症状缓解。

2）检查　①患牙叩痛(+)～(++)，松动Ⅰ度；②根尖区黏膜的肿胀已局限，呈半球形隆起，扪诊时，波动感明显，脓肿较表浅而易破溃。

2. 诊断　主要依据患牙所表现出来的典型的临床症状及体征，由疼痛及红肿的程度来分辨患牙所处的炎症阶段。

（二）慢性根尖周炎

慢性根尖周炎（chronic apical periodontitis）是因根管内长期存在感染及病原刺激物而导致的根尖周围组织慢性炎症反应。

1. 症状 无明显的自觉症状，有的患牙可在咀嚼时有不适感。也有因主诉牙龈起脓包而就诊者。在临床上多可追问出患牙有牙髓病史、反复肿痛史或牙髓治疗史。

2. 检查

（1）患牙可查及深龋洞或充填体，以及其他牙体硬组织疾病。

（2）牙冠变色，失去光泽。深洞内探诊无反应，牙髓活力测验无反应。

（3）患牙对叩诊的反应无明显异常或仅有不适感，一般不松动。

（4）有窦型慢性根尖周炎者可查及窦道开口。

（5）根尖周囊肿的大小不定，可由豌豆大到鸡蛋大。

（6）X 线检查显示出患牙根尖区骨质变化的影像。

3. 诊断

（1）患牙 X 线片上根尖区骨质破坏的影像是确诊的关键依据。

（2）患牙牙髓活力测验结果并结合患牙年龄应作为重要的参考。

（3）病史及患牙牙冠情况也可作为辅助诊断指标。

任务三 根管治疗术

根管治疗术（root canal therapy，RCT）是目前治疗牙髓炎和根尖周炎最常用、最有效的方法，它采用专用的器械和方法对根管进行清理、成形（根管预备），有效的药物对根管进行消毒灭菌（根管消毒），最后严密充填根管并行冠方修复（根管充填），从而达到控制感染、修复缺损，促进根尖周病变的愈合或防止根尖周病变发生的目的。

一、根管治疗术的原理

根管治疗是通过机械预备和化学消毒的方法处理根管，将髓腔内的病原刺激物全部清除，对根管进行清理、成形，药物消毒以及严密充填，达到消除感染源、堵塞、封闭根管空腔，消灭细菌的生存空间，防止再感染的目的。因此，根管治疗术的原理实际上就是控制感染、促进愈合。

二、适应证及非适应证

1. 适应证 不可复性牙髓炎；根尖周炎；牙髓坏死；牙内吸收；牙根已发育完成的移植牙、再植牙；非龋性牙体硬组织疾病；因其他治疗需要而牙髓正常者。

2. 非适应证

（1）牙周和（或）牙体严重缺损而无法保存的患牙。

（2）患有较为严重的全身系统性疾病，无法耐受治疗过程。

（3）张口受限，无法实施操作。

（4）牙列中没有功能也没有修复价值的患牙。

三、操作原则

根管治疗包括根管预备、根管消毒和根管充填三大步骤。根管治疗的操作原则主要包括彻底清除根管内感染、严密充填修复防止再感染和坚持保存三个方面。

1. 彻底清除根管内的感染　由于根管数目的多样性、根管形态的多样性给根管清创和封闭带来一定挑战。为了尽可能地彻底清创，需要综合运用多种方法，包括机械预备、化学冲洗、根管消毒等步骤。

2. 严密充填根管并修复缺损，防止微渗漏发生　根管治疗是一个系统工程，其质量控制的主要指标就是两端封闭的严密程度，在根方封闭方面，根管充填是直接关系到根管治疗成功与否的关键步骤，其最终目标是以生物相容性良好的材料严密充填根管，消除无效腔，封埋根管内微量的残余病原刺激物，封闭根尖孔。在冠方封闭方面，根管充填后应尽快对患牙进行牙冠修复。

3. 坚持保存原则　根管治疗的最终目的是保存患牙，机械预备过程中如果牙体组织切削过多，会削弱患牙的抗力和咀嚼时的功能负荷，缩短患牙的使用寿命。

四、疗效及评价标准

根管治疗术的疗效是指牙髓炎、根尖周炎通过根管治疗术后，在一定的时间内成功与失败，或其最后转归的评估。评定标准如下。

1. 成功　无症状和体征、咬合功能正常、有完整的咬合关系，X 线片显示根充严密合适、尖周透射区消失、牙周膜间隙正常、硬板完整；或无症状和体征，咬合功能良好，X 线片显示根尖周透射区缩小、密度增加。

2. 失败　无症状和体征、咬合有轻度不适，X 线片显示根尖周透射区变化不大；或有较明显症状和体征，不能行使正常咀嚼功能，X 线片显示根尖周透射区变大或原来根尖周无异常者出现了透射区。

知识链接

牙髓炎的治疗发展史

美国牙髓病学家 Louis I. Grossman 将此前 200 年的牙髓病治疗发展史划分为 4 个阶段。第一阶段是 1776—1826 年，此期人们对疼痛牙髓的处理还比较原始、粗糙，比如用强酸、强碱烧灼牙根或放血，熨烙"牙神经"以达到止痛的目的。第二阶段是 1826—1876 年，三氧化二砷开始应用于牙髓的失活，一些简单的根管治疗器械也在此期出现，标志着"清除根管内感染源"的思想已开始在牙髓治疗中萌生。第三阶段是 1876—1926 年，这期间局部麻醉用于临床，干髓术在欧洲广为应用，牙片开始应用。第四阶段是 1926—1976 年，Grossman 在前人牙髓治疗临床实践的基础上，提出了一整套根管治疗的理论体系和操作系统，建立了根管治疗器械和材料的统一标准，1964 年国际标准化组织（International Standard Organization，ISO）将其接纳为国际标准。

答案解析

目标检测

1. 急性牙髓炎疼痛的特点不包括（　）

　　A. 夜间痛比白天重　　　　B. 不能定位　　　　C. 温度刺激疼痛加重

　　D. 自发性痛、阵发性加剧　　E. 坐位比卧位重

2. 引起牙髓病的感染途径不包括（   ）

    A. 损伤暴露牙髓

    B. 牙周病逆行感染

    C. 外伤牙折

    D. 浅龋

    E. 意外穿髓

3. 逆行性牙髓炎往往伴随有（   ）

    A. 严重的牙龈炎　　　　B. 严重的牙周病　　　　C. 严重的牙体缺损

    D. 较深的楔状缺损　　　E. 明显的牙齿松动、移位

（常　炜）

书网融合……

      重点小结　　　　　　　微课　　　　　　　　习题

PPT

项目十五   牙周病的病因 微课

任务一   牙周病的始动因子

牙周病（periodontal disease）是口腔常见病、多发病，包括波及牙龈组织的牙龈病（gingival disease）和波及深层牙周组织（牙周膜、牙槽骨、牙骨质）的牙周炎（periodontitis）。目前已公认牙周病是多因素疾病，其中牙菌斑生物膜是最主要的致病因素，牙菌斑的细菌及其产物是引发牙周病必不可少的始动因子，直接或间接地参与牙周病的全过程。但是牙周病的发生、发展还受其他局部刺激因素和全身因素的影响。

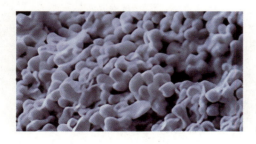

图 6-1   牙菌斑生物膜

一、牙菌斑生物膜

牙菌斑生物膜是口腔中不能被水冲去或漱掉的细菌性斑块，是由基质包裹的互相黏附或黏附于牙面、牙间或修复体表面的软而未矿化的细菌性群体，是口腔细菌生存、代谢和致病的基础（图 6-1）。

（一）牙菌斑生物膜的形成

牙菌斑生物膜的形成和堆积是牙周疾病的直接原因，了解其形成过程，便可设法采取菌斑控制措施，及时地干扰它的形成，防止其堆积，保持牙面清洁，预防牙周疾病。牙菌斑生物膜的形成过程大致可分为以下 2 个基本阶段。

1. 获得性薄膜的形成和细菌定植   最初由唾液蛋白或糖蛋白吸附至牙面，数分钟内形成一层无结构、无细胞的薄膜，1~2 小时增厚，可促进细菌的黏附定植，为细菌提供营养，故获得性薄膜是牙菌斑生物膜形成的基础。口腔内的细菌陆续定植于薄膜。

2. 牙菌斑生物膜的成熟　定植菌迅速繁殖，导致菌斑细菌数量和种类增多，形成复杂菌群。菌斑早期增长较快，成熟时则较慢，一般12小时的菌斑便可被菌斑显示剂着色，9天后便形成各种细菌的复杂生态群体，10～30天后菌斑成熟达高峰。

（二）牙菌斑生物膜的结构

在激光共聚焦显微镜下观察，牙菌斑生物膜显示为有着三维立体结构的生态系，具较强的抵抗力，可耐受干燥，抵抗宿主防御成分或药物渗入，还可抵抗流水冲刷。牙菌斑生物膜根据其所在部位，以龈缘为界，分为龈上牙菌斑生物膜和龈下牙菌斑生物膜两种。

1. 龈上牙菌斑生物膜　位于龈缘以上的牙菌斑，主要分布在近牙龈的1/3牙冠处和牙其他不易清洁的窝沟、裂隙、邻接面、龋洞表面等部位，以革兰阳性兼性厌氧球菌占优势，包括链球菌、丝状菌、放线菌、乳杆菌等，与龋病发生、龈上牙结石形成有关，龈缘附近的龈上菌斑还会危害牙周组织。除上述获得性薄膜和牙菌斑外，还有白垢，也称软垢，为疏松地附着在牙面、修复体表面、牙结石表面和龈缘处的软而黏的沉积物，通常沉积在牙面的颈1/3区域，或在牙邻面及错位牙不易清洁的区域，不需涂布显示液，肉眼便直接可见。白垢由活或死的微生物团块、脱落的上皮细胞、白细胞、唾液中的黏液素、涎蛋白、脂类及食物碎屑等混合物不规则堆积而成。目前，对菌斑和白垢已不严格区分，因为它们主要的致病成分都是细菌及其产物。

2. 龈下牙菌斑生物膜　位于龈缘以下的牙菌斑，分布在龈沟或牙周袋内，它可分为附着性龈下牙菌斑生物膜和非附着性龈下牙菌斑生物膜两部分。

（1）附着性龈下牙菌斑生物膜　龈缘以下附着于牙根面的龈下菌斑，它由龈上菌斑延伸入龈沟或牙周袋内，主要为革兰阳性球菌、杆菌及丝状菌，还可见革兰阴性短杆菌和螺旋体等。

（2）非附着性龈下牙菌斑生物膜　龈缘以下位于附着性龈下菌斑的表面或直接与龈沟上皮、袋内上皮接触的龈下菌斑，结构松散，主要为革兰阴性厌氧菌，如牙龈卟啉单胞菌、福赛坦氏菌和具核梭杆菌等，还包括许多能动菌和螺旋体。

二、重要的牙周致病菌

1. 伴放线聚集杆菌　因常与放线菌共生，又命名为伴放线放线杆菌，公认其与牙周炎（特别是侵袭性牙周炎）关系密切。细菌较容易定植在牙周袋内，它能入侵牙龈组织。

2. 牙龈卟啉单胞菌　又译作牙龈紫质卟啉单胞菌，是牙周病，尤其是慢性牙周炎最主要的优势菌，是我国侵袭性牙周炎患者的主要致病菌。

3. 福赛坦氏菌　常在重度牙周炎的附着丧失处的龈下菌斑中检出，常与牙龈卟啉单胞菌、齿垢密螺旋体或具核梭杆菌同时检出，吸烟者的检出率明显升高。

4. 具核梭杆菌　是龈上菌斑、龈下菌斑、牙周袋及感染根管等口腔感染部位的优势菌，也是口腔坏疽性病变的主要病原菌，如急性坏死性溃疡性龈炎、牙源性颌面部感染等，常在与螺旋体、链球菌或福赛坦氏菌等的混合感染中起协同作用。它能作用于甲硝唑，使其产生乙酰胺而失去抗菌作用，使伴随的牙龈卟啉单胞菌得到保护而生长，在临床药物治疗中应注意其抗药作用。

5. 中间普氏菌　与中度或重度牙龈炎、急性坏死性溃疡性龈炎、妊娠期龈炎和慢性牙周炎有关，可从牙周袋、冠周炎感染根管和头颈部感染部位中检出。

6. 黏放线菌　口腔中存在着数量很多、种类复杂的放线菌，数量仅次于链球菌，是口腔正常菌群成员，主要定植在牙菌斑、牙结石、龈沟、口腔黏膜和唾液等部位。实验性龈炎形成过程中，菌斑内黏放线菌比例增加，提示可能在形成龈炎的初期起作用。

7. 齿垢密螺旋体 常定居在龈下牙菌斑生物膜和牙龈上皮之间，在坏死性溃疡性龈炎冠周炎、急性牙周脓肿、牙髓炎及干槽症的牙周组织中大量存在齿垢密螺旋体。

任务二 牙周病的局部促进因素

牙周病的局部促进因素是指影响牙周健康的口腔和牙、殆的局部因素（而非全身作用）。这些局部因素会造成牙菌斑的堆积及对牙周组织的损伤，使之容易受细菌的感染，同时也会对已存在的牙周病起加重或加速破坏的作用。

一、牙石

牙石是沉积在牙面或修复体上已经钙化或正在钙化的菌斑及沉积物，由唾液或龈沟液中的矿物盐逐渐沉积而成。牙石形成后不能用刷牙方法去除，其表面有大量菌斑。根据牙石沉积部位，以龈缘为界，可分为龈上牙石和龈下牙石。

1. 龈上牙石 沉积在临床牙冠直视可见的牙结石称为龈上牙结石，呈黄色或白色，亦可因吸烟或食物着色而呈深色（图6–2）。一般体积较大，尤其是在与唾液腺导管开口对应处的牙面上沉积更多，如上颌第一磨牙颊面和下颌前牙的舌面。

2. 龈下牙石 在龈缘以下的牙面上，无法直视可见，需探针探查才能触及到的牙结石称为龈下牙石，呈褐色或黑色，质地硬，体积小。龈下牙石见于大多数牙周袋内，通常从釉牙骨质界延伸至袋底附近，在龈缘下分布较均匀，但以邻面和舌、腭面较多些（图6–3）。

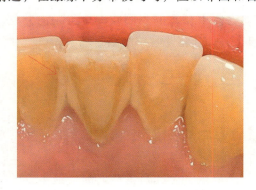

图6–2 龈上牙石

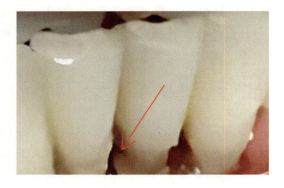

图6–3 龈下牙石

牙石中含70%～80%无机盐，其余为有机成分和水。无机盐的主要成分为钙、磷，钙占无机盐重量的40%以上，磷约为20%，并有少量的镁、钠、碳酸盐和微量元素。有机成分为蛋白质和碳水化合物，脂肪甚少。牙石是牙龈出血、牙周袋加深、牙槽骨吸收和牙周病发展的一个重要致病因素，去除牙石是牙周治疗和疗效维护的基本原则。

二、解剖因素

（一）牙体解剖形态因素

1. 根分叉 解剖位置易使菌斑积聚，附着丧失达分叉水平，使牙周治疗和口腔卫生措施难以施行。

2. 根面凹陷 又称根面凹槽，存在于分叉顶部及根的表面。这些凹陷通常难以诊断，凹陷的存在使细菌菌斑积聚，促使附着丧失。

3. 颈部釉突和釉珠 牙釉质在釉牙骨质界的根方异位沉积呈指状突起伸向根分叉处，有的突起还能进入根分叉区内，被称为"颈部釉突"，是根分叉病变的发病因素。

4. 腭侧沟 又称畸形舌侧沟，多发生于上颌侧切牙。它是一种发育异常，沟内易滞留菌斑。

5. 牙根形态异常 如牙根过短或过细、锥形牙根、磨牙牙根融合等均使这些牙对力的承受能力降低，疾病进展快。

6. 冠根比例失调 重症牙周炎患者临床牙冠变长，冠根比例失调，牙周膜内的应力随牙槽骨高度的降低而逐渐增大，可进一步造成牙周组织创伤。

（二）骨开裂或骨开窗

由于上、下颌的前牙区、下前磨牙区及上颌第一磨牙区唇颊侧骨板很薄，可能发生牙槽嵴畸形，若骨剥裸区延伸至牙槽嵴边缘，即出现 V 形的骨质缺损，称骨开裂，易引起牙龈呈 V 形退缩；有时骨嵴顶尚完整，而根面牙槽骨缺损形成一小裂孔即为骨开窗（图 6-4）。这些都会使膜龈手术复杂化。

（三）膜龈异常

膜龈是指覆盖牙槽突的口腔黏膜部分，包括牙龈（角化上皮）和相邻接的牙槽黏膜。

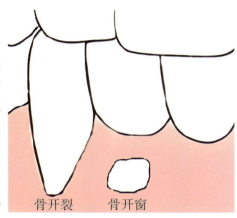

骨开裂　　骨开窗

图 6-4　骨开裂与骨开窗

1. 系带附着异常 唇颊系带附着位置过高而进入牙龈或龈乳头，使游离龈缘和龈乳头在咀嚼或唇颊活动时被拉离牙面，加重了菌斑滞留和牙周病的发生及牙龈退缩。

2. 附着龈宽度 因为附着龈紧密地附着于骨膜上，临床上一般认为附着龈是抵御感染、防止附着丧失的屏障。修复体边缘在龈下以及角化龈较窄（<2.0mm）的牙齿更易患龈炎。

三、牙齿位置异常、拥挤和错𬌗畸形

个别牙的错位、扭转、过长或萌出不足等，均易造成牙龈边缘菌斑堆积、牙间食物嵌塞等，从而导致牙周病。

四、其他促进因素

不少牙周炎症和牙周组织的破坏是由于不适当的牙体治疗和修复体所引起或加重的，即所谓的医源性因素。

1. 充填体悬突 牙根的解剖变化，特别是牙根面的凹陷，使修复体边缘不易很好地密合。邻面充填体的悬突是菌斑积聚和细菌增殖的场所，因为在这些区域难以进行牙间清洁，即使患者有良好的口腔卫生习惯也难以彻底清洁。悬突还能刺激牙间乳头引起炎症，甚至牙槽骨吸收。

2. 修复体的设计 如将充填体和全冠的龈缘位置放在龈下，修复体边缘对牙龈的危害较大。修复体表面粗糙、与牙面的密合程度不佳、黏着剂表面外溢或日久溶解后出现牙体与修复体之间的裂缝等，易成为细菌生长堆积的条件，刺激牙龈发炎。

3. 修复体的材料 材料的光洁度和性能对牙龈有不同的影响，如硅粘固粉、树脂充填材料等对牙龈的刺激大于精细抛光的烤瓷、黄金、银汞合金等。

4. 正畸治疗 可摘式或固定式矫治器均会助长菌斑的堆积，引起牙龈炎甚至牙龈增生，或使原有的牙龈炎症明显加重。

五、殆创伤

不正常的殆接触关系或过大的殆力，造成咀嚼系统各部位的病理性损害或适应性变化称殆创伤。殆创伤会加重牙槽骨的吸收。

六、食物嵌塞

在咀嚼过程中，食物被咬合压力楔入相邻两牙的牙间隙内，称为食物嵌塞。食物嵌塞是导致局部牙周组织炎症和破坏的常见原因之一。根据食物嵌塞的方式，可分为以下两大类。

1. 垂直性嵌塞　食物从殆面垂直方向嵌入牙间隙内。此型食物嵌塞嵌入较紧，不易剔除。

2. 水平性嵌塞　除了咬合力引起的食物嵌塞之外，唇、颊和舌的压力等都能将食物压入牙间隙。牙周炎患者由于牙间乳头退缩和支持组织的高度降低，使龈外展隙增大，在进食时，唇、颊和舌的运动可将食物压入牙间隙造成水平性食物嵌塞。

食物嵌塞可引发牙龈和牙周的炎症，出现下列表现和症状：①两牙间发胀或有深隐痛；②牙龈发炎出血，局部有臭味；③龈乳头退缩；④牙周袋形成和牙槽骨吸收，严重者可发生牙周脓肿；⑤牙周膜可有轻度炎症，导致牙齿咬合不适或叩诊不适；⑥根面龋。

七、不良习惯

1. 口呼吸　一般认为，口呼吸者的牙龈表面因外露而干燥以及牙面缺乏自洁作用，均可使菌斑堆积而导致牙龈炎。

2. 吐舌习惯　有些人常将舌头置于上下颌牙之间，或在吞咽时将舌前伸，顶住前牙，使牙倾斜或移位，导致前牙出现牙间隙、开殆、食物嵌塞等。

3. 牙刷创伤　使用不合理的牙刷或刷牙方法不当可引起牙软硬组织的损伤。使用新牙刷，尤其是刷毛毛端未磨圆的硬牙刷，可能引起牙龈退缩。

4. 其他　如咬唇习惯、不恰当地使用牙签、咬指甲、夜磨牙等，均可对唇、颊、牙周膜等组织造成影响。

八、牙面着色

牙面色素通常与食物、化学物质烟草及色源细菌有关。

1. 食物和化学物质　一些食物如茶叶、咖啡、有色饮料、嚼槟榔等易使牙面着色。某些金属色素进入口腔，可沉积于牙面或渗入牙组织，形成不易去除的颜色。某些药物如氯己定也能引起牙面、舌黏膜等部位着色。

2. 烟草　长期吸烟可使焦油沉积于牙面，形成烟斑，使牙面呈黄色、褐色或黑色。

牙面着色本身对牙龈刺激不大，主要影响美观，但由于色素往往沉积在菌斑牙石上，故它可作为口腔卫生情况和微生物多少的指标。

任务三　牙周病的全身促进因素

牙周致病菌是牙周病的始动因子，但单有微生物尚不足以引起病损，全身促进因素也参与其中。

全身促进因素或称易感因素，它们与牙周炎之间构成复杂的相互关系。

一、遗传因素

近年来研究表明，与遗传有关的宿主易感性可能是侵袭性牙周炎和重度牙周炎发病的主要因素之一，能影响和改变宿主对微生物的反应，并决定疾病的进展速度和严重程度。增加牙周炎易感性的遗传性疾病有：周期性或永久性中性粒细胞减少症、白细胞黏附缺陷病、唐氏综合征、掌跖角化 – 牙周破坏综合征、Chediak – Higashi 综合征等。

二、性激素

内分泌功能紊乱对牙周病发生和发展的影响至为重要。牙周组织是一些性激素的靶器官，牙龈和牙周膜细胞中含特异性的受体，使得性激素对牙周组织有调节作用。如女性激素水平升高使牙龈组织对牙菌斑生物膜等局部刺激物的反应性增强。妇女在生理和非生理（如激素替代疗法和使用激素类避孕药）情况下，激素水平的变化会导致牙周组织的明显改变。

三、吸烟

吸烟是牙周炎发生发展的重要危险因素，吸烟不仅提高了牙周炎的发病率，还会加重牙周炎病变的严重程度。普遍认为吸烟影响局部的血液循环（小血管收缩）、影响体液免疫、细胞免疫和炎症过程。此外，种植牙的成功率也受吸烟影响。口腔从业人员应在日常工作中重视吸烟对口腔疾病影响的宣教。

四、有关的系统性疾病

（一）糖尿病

近年来，在口腔科就诊的糖尿病患者的人数不断上升，有些患者因为牙周炎、牙周脓肿而就诊，经检查这些患者不仅患有牙周病，还患有糖尿病。如长期呈高血糖症，则易伴发重度牙周炎。糖尿病患者发生牙周炎的风险比非糖尿病患者增高 2 ~ 3 倍。糖尿病伴发牙周病的病理机制可能是白细胞趋化和吞噬功能缺陷、组织内血管基底膜的改变、胶原合成减少、骨基质形成减少以及免疫调节能力下降，使患者的抗感染能力下降、伤口愈合障碍。

（二）吞噬细胞数目的减少和功能的异常

中性粒细胞是维护牙周组织健康的至关重要的防御细胞，无论其量的减少还是其功能的缺陷都与牙周组织的重度破坏有关。1999 年国际牙周病分类研讨会将吞噬细胞功能异常列为侵袭性牙周炎的主要特征之一。

（三）艾滋病

人类免疫缺陷病毒感染相关的牙周表现初次描述于 1987 年。最初引起注意的病损为线形牙龈红斑和坏死性溃疡性牙周炎。目前已明确白色念珠菌与线形牙龈红斑的关系，并观察到龈下念珠菌增多，白色念珠菌在人类免疫缺陷病毒感染相关牙周病中起了重要作用。

（四）骨质疏松症

骨质疏松症的特点是骨量的减少和骨组织的微细结构受损，使骨的脆性增加，易发生骨折。雌激素对骨质有保护作用。牙周炎是一种炎症性疾病，和骨质疏松症有一些共同的危险因素。

五、精神压力

精神压力是机体对感受到的精神压力或不幸事件的心理和生理反应。在此过程中，激素（皮质激素促肾上腺皮质激素、肾上腺素和去甲肾上腺素）及免疫介质（细胞因子、前列腺素）的释放影响宿主防御系统的功能。有研究表明经济拮据所造成的精神压力与附着丧失和牙槽骨破坏的关系最明显。精神压力不仅降低了机体的抵抗力，还可以改变个体的生活方式，如可能忽略口腔卫生，致使菌斑堆积过多而加重牙周炎。另外，有精神压力者，可能吸烟量增加、饮酒过度，同样也可以加重牙周病。

知识链接

口腔的正常菌群

正常情况下，寄居在口腔的许多细菌以错综复杂的方式，保持着菌群之间的相对平衡，同时保持着菌群与宿主之间的动态平衡，这种平衡对于维持口腔健康很重要，它们一般对宿主无害，甚至有益，称为口腔正常菌群，或称为固有菌群。它们可以作为生物屏障，抑制外源性微生物，维持口腔或全身（如消化道）微生物的生态平衡，刺激宿主免疫系统，发挥营养功能，在口腔健康中扮演着重要角色。

答案解析

目标检测

1. 牙周病的始动因子是（ ）

　　A. 吸烟　　　　　　　　B. 精神压力　　　　　　C. 菌斑生物膜

　　D. 不良修复体　　　　　E. 刷牙方式

2. 与牙周病有关的致病菌不包含（ ）

　　A. 伴放线聚集杆菌　　　B. 牙龈卟啉单胞菌　　　C. 中间普氏菌

　　D. 黏放线菌　　　　　　E. 变形链球菌

3. 牙周病的全身促进因素不包括（ ）

　　A. 糖尿病　　　　　　　B. 艾滋病　　　　　　　C. 吸烟

　　D. 脂肪肝　　　　　　　E. 遗传因素

（周晓霖）

书网融合……

　　重点小结　　　　　　　微课　　　　　　　习题

项目十六 牙周病的临床表现

▣微课

PPT

学习目标

知识目标：通过本项目的学习，应能掌握牙周炎的临床表现；熟悉牙龈炎的临床表现；了解牙周袋。

能力目标：能够准确描述牙周病的常见临床症状。

素质目标：通过本项目的学习，提升辨识牙周病的能力与意识。

情境导入

情境：患者，男，30岁，因刷牙出血来我院咨询。

思考：导致刷牙出血的原因有哪些呢？

牙周病（periodontal diseases）包括牙龈病和牙周炎两大类疾病：第一大类是牙龈病，其中最多见的是牙菌斑引起的慢性炎症，即菌斑性龈炎；第二大类是牙周炎，最多见的是慢性牙周炎。

任务一 牙龈炎的临床表现

（一）牙龈出血

牙龈炎的临床最初表现是龈沟液量的增多和龈沟探诊出血。健康的牙龈即使稍用力刷牙或轻探龈沟均不引起出血，而在早期龈炎阶段轻探龈沟即可出血，是诊断牙龈有无炎症的重要指标之一。牙龈出血常为牙周病患者的主诉症状，多在刷牙或咬硬食物时发生，偶也可有自发出血。

（二）牙龈颜色

色泽变化是牙龈炎的重要临床体征之一。正常牙龈呈粉红色，患牙龈炎时游离龈和龈乳头呈鲜红或暗红色，重症牙龈炎患者充血范围可波及附着龈。当血管减少、纤维增生或上皮角化加重时，牙龈颜色变浅或苍白。

（三）牙龈外形

正常的龈缘应为菲薄而紧贴牙面，附着龈有点彩。牙龈炎时组织肿胀，使龈缘变厚，牙间乳头圆钝，与牙面不再紧贴。在以炎症和渗出为主要病变者，牙龈松软肥大，表面光亮，龈缘有时糜烂渗出；在以纤维增殖为主的病例中，牙龈坚韧肥大，有时可呈结节状并盖过部分牙面。

（四）牙龈质地

由于结缔组织内炎症浸润及胶原纤维消失，使原来质地致密坚韧的牙龈变得松软脆弱，缺乏弹性。有些慢性炎症时，牙龈表面上皮增生变厚，胶原纤维增生，使牙龈表面看来坚硬肥厚。

（五）探诊深度及附着水平

健康牙龈的龈沟探诊深度不超过 2～3mm。当患牙龈炎时，由于牙龈肿胀或增生，龈沟探诊可超过 3mm，但上皮附着水平仍位于正常的釉牙骨质界处，没有发生结缔组织附着的降低，故又称为龈袋或假性牙周袋，这是区别牙龈炎和牙周炎的一个重要标志。当有牙周袋形成时，探诊深度超过3mm，而且袋底位于釉牙骨质界的根方，即已发生了附着丧失。

（六）龈沟液

龈沟液渗出增多是牙龈炎症的重要指征之一。常用的方法是将滤纸条放入龈沟内30秒之后取出，用龈沟液测量仪测定或用精密天平称重，也可用特殊染色试剂染色，根据染色的面积来判断龈沟液的多少。

▌知识链接

龈沟液

龈沟液是通过龈沟内上皮和结合上皮从牙龈结缔组织渗入到龈沟内的液体。龈沟液的液体成分主要来源于血清，其他成分则分别来自血清、邻近的牙周组织（上皮、结缔组织）及细菌。成分包括补体抗体系统成分、各种电解质、蛋白质、葡萄糖、酶等，也含有白细胞、脱落的上皮细胞等。由于龈沟液来自并通过牙周组织，疾病时牙周组织的变化可通过龈沟液成分的分析而获得早期的生化指征。

任务二　牙周炎的临床表现

一、牙周袋

牙周袋是病理性加深的龈沟，是牙周炎最重要的病理改变之一。因结合上皮向根方增殖，其冠方部分与牙面分离形成牙周袋，即真性牙周袋。

二、牙槽骨吸收

牙周炎的另一个主要组织变化是牙槽骨吸收。由于牙槽骨的吸收，使牙齿的支持组织丧失，牙齿逐渐松动，最终脱落或拔除。在正常情况下，牙槽骨的吸收与新生是平衡的，这样可保持牙槽骨高度不变。当骨吸收增加而骨新生减少或两者并存时，即发生牙槽骨丧失，使牙槽骨高度降低。牙槽骨吸收的方式和程度可以通过X线片来观察。

三、牙松动和移位

（一）牙松动

在生理状态下，牙有一定的动度，主要是水平方向，也有极微小的轴向动度，均不超过0.02mm，临床上不易觉察。在病理情况下，牙松动超过生理范围，这是牙周炎的主要临床表现之一。引起牙松动的原因如下。

1. 牙槽骨吸收　牙槽骨的吸收使牙周支持组织减少，是牙松动最主要的原因。由于牙周炎病程进展缓慢，早期牙齿并不松动。一般在牙槽骨吸收达根长的1/2以上时，特别是牙齿各个面的牙槽骨均有吸收时，临床冠根比例失调，使牙松动度逐渐增大。

2. 殆创伤　有咬合创伤时可使牙槽骨发生垂直吸收，牙周膜间隙呈楔形增宽，牙齿松动，但单纯的殆创伤不会引起牙周袋的形成。当过大的力消除后，牙槽骨可以自行修复，牙齿动度恢复正常。当患有牙周炎的牙齿同时伴有殆创伤时，可以使动度明显加重。临床上若见到牙槽骨吸收不重而牙周膜增宽，且牙齿较明显地松动时，应考虑殆创伤存在的可能性。常见者如夜磨牙、紧咬牙、早接触及牙尖干扰、过高的修复体及正畸加力过大等。急性外伤也可使牙松动甚至脱白。

3. 牙周膜急性炎症　如急性根尖周炎或牙周脓肿等可使牙明显松动，这是由于牙周膜充血水肿及渗出所致。急性炎症消退后牙齿可恢复稳固。

4. 牙周翻瓣手术后　由于手术的创伤及部分骨质的去除，组织水肿，牙齿有暂时性动度增加。一般在术后数周牙齿即能逐渐恢复稳固。

5. 女性激素水平变化　妊娠期、月经期及长期口服激素类避孕药的妇女可有牙齿动度增加。其他如生理性（乳牙替换）或病理性牙根吸收（如囊肿或肿瘤压迫等）也可使牙松动。

（二）牙移位

引起牙移位的主要因素有以下 2 个方面。

1. 牙周支持组织的破坏　牙齿在牙弓中的正常位置有赖于健康的牙周支持组织及其足够的高度。当牙周炎使牙槽骨吸收、支持组织减少后，与该牙所受到的殆力之间失去平衡，即发生了继发性殆创伤，使牙齿向受力的方向发生移位。牙周肉芽组织也会使患牙向殆方挺出或移位。有些牙周炎患牙在经过治疗消除牙周袋后，可以自行复位。

2. 殆力的改变　施加于牙齿上的各种殆力的改变。正常的接触区、良好的牙齿形态及牙尖斜度、牙列的完整性、力与唇颊舌肌力的平衡等都是保持牙殆正常位置的重要因素。若有上述因素的异常，可对牙周组织产生侧向的异常殆力，使牙齿发生移位。邻牙缺失后长期得不到修复也会使牙齿向缺牙间隙倾斜以及对颌的牙齿过长。这些都可导致食物嵌塞、龋齿和牙周炎等。

牙移位好发生于前牙，也可发生于后牙。一般向殆力方向移位较多见，常伴有牙齿扭转。侵袭性牙周炎患者常在患病早期即可发生上、下颌前牙的唇向移位，出现较大的牙间隙，称为扇形移位。

答案解析

目标检测

1. 下列关于牙龈炎临床表现的说法，正确的是（　　）
    A. 患者常见牙龈出血　　　B. 正常人群刷牙也会出血　　　C. 牙龈炎龈沟液维持正常水平
    D. 牙龈炎使牙龈颜色粉红　　　E. 牙龈炎时牙龈不会水肿

2. 下列关于牙周炎临床表现的说法，错误的是（　　）
    A. 形成真性牙周袋　　　B. 上皮附着丧失　　　C. 上皮附着维持在釉牙骨质界
    D. 牙龈退缩　　　E. 牙周炎后期牙槽骨会出现吸收

3. 牙周炎出现牙松动的原因不包括（　　）
    A. 牙槽骨吸收　　　B. 殆创伤　　　C. 牙周膜急性炎症
    D. 女性激素水平变化　　　E. 牙龈充血

（周晓霖）

书网融合……

重点小结

微课

习题

PPT

项目十七　牙周病的治疗 📱微课

学习目标

知识目标：通过本项目的学习，应能掌握牙周炎的治疗原则；熟悉牙龈炎的治疗方法；了解洁牙的操作注意事项。

能力目标：能够全面阐述牙周炎的常规治疗方法。

素质目标：通过本项目的学习，树立关爱牙周病患者的意识。

情境导入

情境：患者，男，35 岁，因牙石较多来我院进行洁牙。

思考：洁牙前应向患者交代哪些注意事项？

任务一　牙周病的基础治疗

牙周病的基础治疗是每位牙周病患者必需的基本治疗，目的是消除局部致病因素、系统性致病因素及危险因素，使炎症减轻到最低程度，为下一阶段治疗打下基础。牙周基础治疗主要包括：①通过口腔卫生指导教会患者基本口腔保健技术并自我使用；②龈上菌斑和龈下菌斑的去除；③牙周病促进因素的规避。本章主要介绍与牙周病相关的临床治疗方法，口腔保健技术详见本书模块十的内容。

一、龈上洁治术

龈上洁治术是指用洁治器械去除龈上牙石、菌斑和色渍，并抛光牙面，以延缓菌斑和牙石再次沉积。洁治术是去除龈上菌斑和牙石的最有效方法，使牙龈炎症明显减轻或完全消退，即便牙周炎也只有通过该步骤后才能开展进一步治疗。在牙周病治疗后的维持期中，洁治术也是主要的复诊操作内容。龈上牙石常延伸到龈沟或牙周袋内而与浅的龈下牙石相连，因此，在洁治时应同时去除龈沟内的牙石；对深层的龈下牙石，通常待牙龈炎减轻、出血减少时，再做龈下刮治。

（一）适应证

1. 牙龈炎、牙周炎　通过洁治术，绝大多数的慢性龈缘炎可以治愈，而牙周炎需在洁治术完成后再做龈下刮治术等治疗。

2. 预防性治疗　对已接受过牙周治疗的患者，在维护期内除了菌斑控制外，6 个月至 1 年做一次洁治术，去除新生的菌斑和牙石，是维持牙周健康、预防牙龈炎和牙周炎复发的重要措施。

3. 口腔内其他治疗前的准备　如修复缺失牙，在取印模前去除龈上牙石的干扰可使印模更精确。口腔内一些手术前均需要先做洁治术以保证手术区周围的清洁。正畸治疗前和治疗期间做洁治术来消除原有的牙龈炎及正在发生的牙龈炎。

（二）洁治器械

洁治器械分为手用洁治器和超声波洁牙机。

1. 手用洁治器　需依靠手腕的力量来刮除牙石，虽然比较费力且费时，但手用器械洁治是基本的方法，效果明确可靠。手用洁治器的基本结构分为三部分，即工作端、颈部和柄部（图6-5）。

（1）使用方法　放稳支点，正确地握持器械，在洁治用力的过程中保持力的稳定，防止突然滑脱而损伤牙龈或口腔黏膜，同时在支点放稳后才能自如地应用手腕的力量将牙石刮除。握持器械的方法为改良握笔法，即以中指的指腹放于洁治器的颈部，同时以中指或中指加环指放于被洁治牙附近的牙作为支点，以腕部发力刮除牙石（图6-6）。

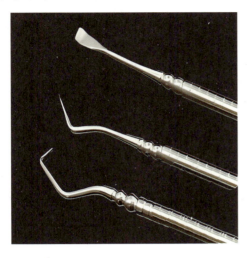

图6-5　手用洁治器

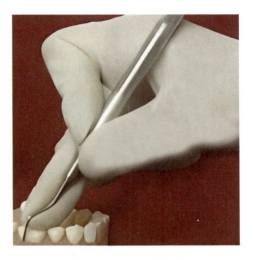

图6-6　改良握笔法

（2）注意事项　①工作头前部的刃口1～2mm应放在牙石的根方且紧贴牙面。②刀刃与牙面成80°左右，使用腕部发力，向𬌗面方向用力将牙石整块从牙面刮下。

2. 超声波洁牙机　是一种高效去除牙石的设备，具有省时、省力的优点，已成为龈上洁治的常规首选仪器（图6-7）。

（1）使用方法　开机后先调节功率，功率大小应根据牙石厚薄而定，一般踩下脚踏开关后见工作头有水雾喷溅，说明超声振动已发生。洁治时以握笔式将工作头的前端部分轻轻以与牙面平行或<15°角接触牙石的下方来回移动，利用超声振动击碎并振落牙石。在洁治完成后应仔细用探针检查有无遗漏，对于一些细小的或邻面的牙石应以手用器械来补充刮除。

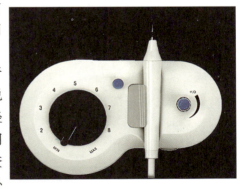

图6-7　超声波洁牙机

（2）注意事项

1）禁用于置有旧式心脏起搏器的患者，以免因造成眩晕及心律失常。新型起搏器具有屏障功能，不会受超声波洁治的干扰。

2）对于有肝炎、肺结核、艾滋病等传染性疾病者也不宜使用超声洁牙，以免血液和病原菌随喷雾而污染诊室环境。

3）金属超声器械一般不用于钛种植体表面的洁治，因为金属头操作不当可能会损伤钛种植体表面结构导致菌斑沉积，也慎用于瓷修复体或黏附的修复体，以免造成瓷崩裂或黏附体松脱；可换用塑料工作头，但工作效率会降低。

4）超声波洁治开始前须让患用漱口液（如3%过氧化氢或0.12%氯己定）含漱1分钟，以减少喷雾中细菌的数量。

5）医护人员在治疗时应有防护措施，如戴口罩、帽子、防护眼罩、手套等。

6）超声波洁牙机手柄及工作头应做到每位患者更换并高温高压消毒。

（三）牙面抛光

无论是手用器械洁治还是超声波洁治后，操作器械均会在牙面（根面）上留下细小划痕，使得牙面（根面）不够光滑，容易形成菌斑再沉积。为了减少菌斑的再附着，牙面抛光是洁治后必不可少的步骤，属于洁治术的内容。

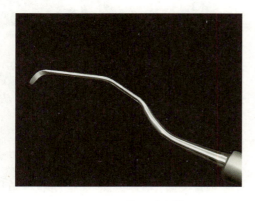

1. 使用方法 可用低速弯机头（图6-8）插上橡皮杯或毛刷蘸磨光膏低速旋转磨光牙面，用抛光杯的旋转运动来逐个清理牙面；也可稍施压力，使橡皮杯的薄边缘伸入龈缘下和（或）牙邻面，使牙面光洁无刻痕，菌斑和牙石就不易再堆积，对于牙面较为光滑、色素少的牙齿可选择橡皮杯或毛刷抛光术。

如果是使用喷砂机或装有喷砂装置的洁牙机，则不接触牙面，通过特制手柄将混合高压水和气的抛光砂喷向牙面，实施抛光逐个清理牙面。

2. 注意事项 牙龈炎症严重时，不宜同时抛光，可待炎症减轻再抛光。

图6-8 低速弯机头

二、龈下刮治和根面平整术

龈下刮治术是用比较精细的龈下刮治器刮除位于牙周袋内根面上的牙石和菌斑。在做龈下刮治时，必须同时刮除牙根表面感染的病变牙骨质，使刮治后的根面光滑而平整，称为根面平整术。

（一）手动器械龈下刮治（根面平整）

1. 常用的龈下刮治手动器械

（1）匙形刮治器（图6-9） 是龈下刮治的主要工具，操作时只有靠近前端的1/3与根面贴紧。用于前后牙的匙形器外形一致，只是在器械的颈部形成不同角度以利不同牙位的工作，通常成对，此类刮治器统称为通用性刮治器。

（2）Gracey刮治器（图6-10） 是针对不同牙齿、牙面的形状而设计的，其外形结构及角度均不同于通用性刮治器。

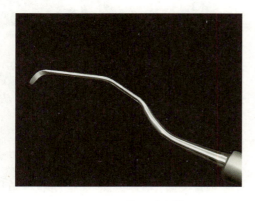

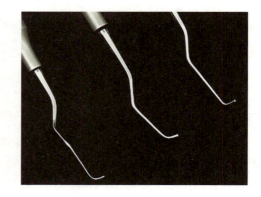

图6-9 匙形刮治器   图6-10 Gracey刮治器

2. 使用方法 首先要根据治疗牙位选用适当的刮匙。匙形器放入牙周袋时应使工作端的平面与牙根面平行，到达袋底后，与根面间逐渐成45°角，以探查根面牙石，探到牙石根方后，随即与牙面形成约80°角进行刮治。在深袋内操作可能引起疼痛，应在局麻下进行。最后须用牙周探针仔细探查牙石是否刮净，根面是否平整、光滑坚硬。刮治后应冲洗牙周袋，检查有无遗漏。

（二）超声波龈下刮治

1. 超声波龈下刮治器械　其本身的类型和工作原理和超声波龈上洁治器械无区别；其差异主要在于工作尖的选择不同。龈下工作尖更精细，体现在尺寸小且更为细长，便于进入龈下的深牙周袋内（特别是根分叉区或根面的凹陷区）进行工作（图6-11）。

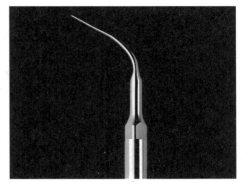

图6-11　超声波龈下刮治器械

2. 使用方法　操作方法基本同超声波龈上洁治器械，但在治疗前也应先探明牙石的量和部位、牙周袋深度和形态、根分叉深度或根面的凹陷等。洁治过程中应随时用探针检查根面是否已刮净。术后用3%过氧化氢溶液冲洗牙周袋。

三、𬌗治疗

𬌗治疗是指通过多种手段达到建立起平衡的功能性咬合关系，有利于牙周组织的修复和健康。𬌗治疗的方法包括磨改牙齿的外形、牙体修复、牙列修复、正畸矫治、正𬌗外科手术、牙周夹板、𬌗垫以及拔牙等。选用哪种手段取决于患者的咬合关系和牙列情况，尽量选择简便省时而又经济的方法。患者的年龄也应考虑，如青少年有明显𬌗关系异常时，正畸矫治常是首选的方法。

知识链接

牙周病的药物治疗

牙周炎除了使用器械治疗，经常需要辅以药物治疗，包括全身和局部药物治疗。全身用药主要有抗菌类药物（硝基咪唑类、四环素类、青霉素类、大环内酯类等）、宿主免疫调节类药物（非甾体类抗炎药、多西环素和化学修饰性四环素等）。牙周病的局部药物治疗包括含漱类药物（常用0.12%～0.2%氯己定液、3%过氧化氢）、涂布药物（聚维酮碘和碘甘油）、冲洗药物、缓释及控释药物等。

任务二　牙周病的手术治疗

牙周病的手术治疗是牙周病治疗的重要组成。牙周炎发展到较严重阶段后，单靠基础治疗不能解决全部问题，需要通过手术的方法对牙周软、硬组织进行处理，才能获得良好疗效，从而保持牙周组织健康，恢复患牙的功能，维持牙列的完整性，促进全身健康。

牙周手术治疗的基本原则如下。

（一）手术目的

（1）清除牙周袋壁的病变组织，暴露病变的根面和牙槽骨，便于在直视下彻底地清除根面的菌斑、牙石和病变组织。

（2）清除牙周袋或使牙周袋变浅，减少炎症的复发。

（3）建立生理性牙龈外形，便于患者维护口腔卫生。

（4）促使牙周组织修复和再生，建立新的牙周附着关系。

（5）恢复美观和功能的需要，利于牙齿或牙列的修复。

（二）手术时机及适应证与禁忌证

一般在牙周基础治疗后至少 1~3 个月时复查，根据评估结果判断是否需要牙周手术治疗。经基础治疗后，仍具有深牙周袋、探诊后有出血或溢脓、根面刺激物或根分叉严重等牙周基础治疗不能解决的牙周问题，应考虑手术治疗。但局部炎症和病因未消除、患者不能配合者、未能充分掌握和实施菌斑控制、患有全身疾病且未得到控制（如糖尿病未控制），或因全身病情不能经受外科手术者，不适合做手术。

（三）手术注意事项

术前要洁治、刮治和消炎治疗，患者必须掌握控制菌斑的方法。术前患者要了解牙周手术的目的及可能出现的问题，取得患者知情同意。术前一定要了解患者的全身健康状况，还应详细检查和记录手术部位的牙周各项指标。除了无菌操作以外，还要应用局部麻醉使手术达到无痛顺利进行。术中操作应轻柔、准确，尽量避免对牙周组织的损伤。

（四）术后护理

应向患者说明术后可能出现的疼痛反应，并给予止痛剂备用。术后可让患者使用抗菌剂漱口，如0.12%~0.2%氯己定液，每天 2 次，每次含漱 1 分钟，并嘱患者拆线后 1 个月按时复诊，期间不用术区咀嚼食物等。一般术后 7 天拆线，拆线后可对术区用生理盐水或 0.12% 氯己定液冲洗。如伤口愈合欠佳可适当延迟拆线时间或再次放塞治剂。伤口愈合后患者需用软毛牙刷轻轻刷牙，早期不要用牙间隙刷，以免对邻面组织造成损伤。

答案解析

·····目标检测

1. 下列关于龈上洁治术的说法，不正确的是（　　）
   A. 可以去除牙菌斑　　　　B. 可以去除牙结石　　　　C. 可以去除龋齿
   D. 可以去除牙面茶渍　　　E. 可以去除牙表面色素沉积

2. 下列关于超声洁治的说法，不正确的是（　　）
   A. 禁用于置有旧式心脏起搏器的患者
   B. 肝炎、肺结核、艾滋病等传染性疾病者也不宜使用超声洁牙
   C. 金属超声器械一般不用于钛种植体表面的洁治
   D. 超声波洁治开始前须让患用抗菌漱口液漱口
   E. 医护人员在治疗时不用防护

3. 下列关于牙面抛光的说法，正确的是（　　）
   A. 洁治后无需牙面抛光　　　　　　B. 牙面抛光是为了延缓菌斑再次附着
   C. 牙面抛光是为了牙齿变白　　　　D. 牙面抛光是为了牙齿变亮
   E. 牙面抛光是为了减少牙齿过敏

（周晓霖）

书网融合……

　重点小结　　　　　　　微课　　　　　　　习题

项目十八 嵌体修复技术 ⓔ微课

PPT

▶▶ 学习目标

知识目标：通过本项目的学习，应能掌握嵌体的分类；熟悉嵌体的适应证与禁忌证；了解嵌体的应用流程。

能力目标：能运用所学知识结合患者牙体缺损情况、全身情况及经济状况等帮助患者合理选择修复体材料，能为患者解答与嵌体修复相关的问题。

素质目标：通过本项目的学习，树立良好的敬业精神和职业道德。

▶▶ 情境导入

情境：患者，女，34 岁。主诉：要求修复左上后牙。现病史：左上后牙近 1 周来冷热入洞敏感，并伴有食物嵌塞痛，无夜间痛及自发痛。既往史：曾有外院充填治疗史。全身系统疾病史：否认身体存在系统疾病，否认有药物过敏史，无特殊情况。检查：26 𬌗面及远中面龋坏，𬌗面留部分银汞合金充填物，探及腐质松软，叩（–），松（–），冷热刺激同对照牙，洞内刺激敏感，未探及穿髓孔。

思考：1. 该患牙应诊断为什么疾病？

2. 该患者应采用什么方法治疗？

任务一 嵌体的分类及特点

一、嵌体的分类

嵌体是一种嵌入牙体内部，用以恢复缺损牙形态和功能的修复体。其中部分嵌入牙冠内，部分高于𬌗面的修复体称为高嵌体（图 7 – 1）。

与直接充填不同，嵌体是一种在模型上精密制作，用粘接剂固定在牙体缺损区的间接修复体。

1. 根据嵌体覆盖牙面数目和位置分类

（1）单面嵌体 如𬌗面嵌体、颊面嵌体、邻嵌体等（图 7 – 2）。

（2）双面嵌体 如近中𬌗嵌体、远中𬌗嵌体、颊𬌗嵌体、舌𬌗嵌体（图 7 – 3）。

（3）多面嵌体 如邻𬌗邻嵌体、颊𬌗舌嵌体等（图 7 –4）。

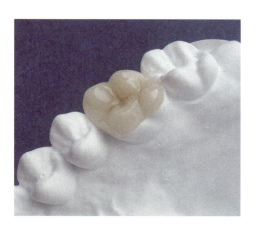

图 7 – 1 高嵌体（瓷嵌体）

2. 根据嵌体材料分类

（1）金属嵌体（图7-5） 制作嵌体的合金有贵金属及非贵金属合金，如金合金、镍铬合金等。金合金化学性能稳定，有良好的延展性能和机械性能，是制作后牙嵌体理想的传统修复材料。

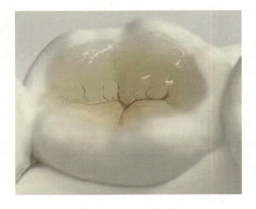

图7-2 单面嵌体

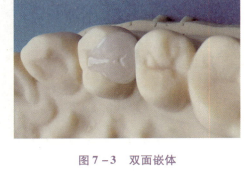

图7-3 双面嵌体

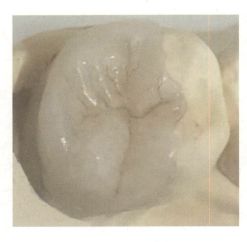

图7-4 多面嵌体

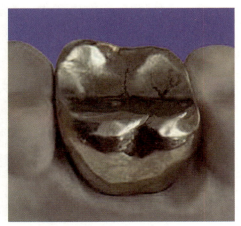

图7-5 金属嵌体

（2）瓷嵌体（图7-1） 采用陶瓷材料加工成形，瓷嵌体具有天然牙的颜色和半透明性，美学性能最好且耐磨耗。

（3）树脂嵌体 采用高强度复合树脂材料加工成形，树脂嵌体虽然美观性不如瓷嵌体，但具有操作简便，容易在口内修补、抛光，对对颌牙磨耗小等优点，是一种良好的美学嵌体材料。

二、嵌体的特点

（一）优点

主要相较于充填体而言。由于充填体是直接在口内成形，受到材料、操作视野、患者张口时间及打磨抛光工具等限制，难以获得理想的修复效果。而嵌体在口外制作，完全避免了在口腔内部操作的干扰因素，制作得更精细。其具有以下优越性。

（1）更利于恢复𬌗面形态及咬合关系。充填体的𬌗面形态靠在口内修整成形，成沟窝较易，堆尖嵴难；嵌体的𬌗面形态在口外精细加工成形，𬌗面任何形态均可做出并与对颌协调。

（2）邻接关系恢复更好，避免食物嵌塞。充填体邻面不易正确恢复外形突度；嵌体可恢复良好的邻面外形和邻面接触关系。

（3）龈缘位置更精确、边缘密合度更高，并可避免悬突。特别是邻面颈缘在口内直接充填修复难以获得良好的形态及适合性。

（4）可高度抛光，具有更好的机械性能，特别是金合金嵌体具有突出的耐腐蚀性能，可长期维持边缘完整性。

（5）相比树脂、玻璃离子充填体，瓷嵌体和树脂嵌体的美学效果更佳，边缘收缩性更小、耐腐蚀性、抗压强度及耐磨性等更佳。

因此，嵌体可以代替充填体，以满足对修复要求更高的牙体缺损的患牙。

（二）缺点

（1）相较于充填体，嵌体牙体预备磨除的牙体组织更多，这是由于嵌体洞形需要去除倒凹才能顺利戴入，而充填洞形需要制备倒凹。因此小范围缺损首选充填修复。

（2）嵌体是边缘线较长的修复体，因此发生龋坏的概率更大。

任务二　嵌体的适应证与禁忌证

一、嵌体的适应证

牙体缺损，经牙体预备后，剩余牙体组织仍可耐受𬌗力而不致折裂，并能为嵌体提供足够的固位与支持时，则为嵌体修复的适应证。一般来说，能用充填法修复的牙体缺损原则上都可以采用嵌体修复。

二、嵌体的禁忌证

（1）对于龋坏率高、外形线长及口腔卫生差等的患牙。

（2）𬌗面缺损范围小而且表浅，前牙邻、唇面缺损未涉及切角者。

（3）牙体缺损范围大，残留牙体组织抗力形差，固位不良者。

（4）牙冠过短、𬌗力过大、磨耗重或有磨牙症者。

（5）年轻恒牙和乳牙（因其髓角位置高不宜制作嵌体，以免损伤牙髓）。

（6）对美观及长期效果要求高或心理素质不理想的患者，前牙缺损慎用。

（7）根管治疗术后牙体组织抗折性差、脆性大，一般不适宜选择嵌体，特别是弹性模量高的金属嵌体。

（8）深龋患牙或对颌牙存在异种金属修复体时不适合金属嵌体修复。前者由于金属导热率高，会诱发深龋患牙牙髓病变。后者由于金属有导电性，可能产生微电流而导致电化学腐蚀或牙髓刺激症状，可考虑选择非金属嵌体。

知识链接

牙体缺损的定义及修复方法

临床上，我们经常会遇到患者牙体硬组织因各种原因导致不同程度的外形和结构的破坏、缺损或发育畸形，造成牙体形态、咬合和邻接关系的异常，对咀嚼、发音和美观等产生不同程度的影响，这样的牙体疾病称为牙体缺损。牙体缺损一般情况下可以采用传统充填方法进行治疗，但当牙体缺损严重，充填不易成功或美观要求较高时，则应采用修复治疗的方法，即用人工制作的修复体来恢复缺损牙的形态、功能和美观。常用的修复体有嵌体、贴面、全冠和桩核冠等，这些修复体一经粘固，患者就不能随意摘下。

任务三　嵌体应用流程介绍

一、询问病史

了解主诉、现病史、既往史及系统病史，尤其是患者的要求、患牙牙体缺损的时间、病因、发展进程以及曾接受过的检查和治疗等。

二、口腔检查

重点检查患牙牙体缺损的大小、位置、牙髓活力、髓角位置、咬合关系、牙周情况、口内充填及修复情况等，必要时拍 X 线片，了解患牙牙髓治疗情况和牙周情况。

三、作出诊断和制订治疗计划

根据病史和口腔检查等结果加以综合分析，作出诊断，并制定治疗计划。然后，向患者或其家属交待患者的口腔情况和修复条件，可能采取的修复方法，每种修复方法的优缺点、所用材料及相关费用、各自所需的修复前准备、疗程、修复效果、预后等，征得患者同意并签署知情同意书。

四、口腔处理

进行修复前的各种准备工作，包括患者的口腔卫生宣教、牙髓病及根尖病的根管治疗、牙周治疗、修复前的正畸治疗等。一切准备完成才可以进入下面的嵌体修复步骤。

1. 比色　将患牙与预定的比色板比较，医生选择最为接近自然牙齿颜色的比色卡号，并记录在义齿加工单上，技师根据加工单上比色卡号传递的牙色信息，调、染修复体使其达到与自然牙颜色匹配。

2. 嵌体的牙体预备（图 7 - 6）　去尽腐质、预备箱状洞形（要求洞深大于 2mm，底平，洞过深可用垫底材料垫平）、邻𬌗面嵌体可加鸠尾固位形（鸠尾峡部的宽度不大于𬌗面宽度的 1/2），邻面可作片切形或箱状洞形，洞形要求无倒凹、所有轴壁应向𬌗面外展 2°～5°；金属嵌体洞缘要备洞缘斜面，即在洞缘牙釉质内备出 45° 斜面，宽约1.5mm，一般起自釉质厚度的 1/2 处；瓷嵌体和树脂嵌体强度不足，不能制备洞缘斜面。

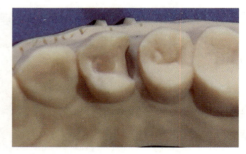

图 7 - 6　嵌体的牙体预备

3. 取印模、灌模型　牙体预备完成后，采用精细印模技术（硅橡胶或聚醚橡胶印模）或数字化印模技术获取印模。根据需要做咬合记录。嵌体窝洞采用暂封材料充填或暂时修复体过渡，直至嵌体戴入之前。

五、嵌体的技工制作

1. 瓷嵌体的制作　常用热压铸瓷技术或计算机辅助设计与制造（computer aided design and manufacture, CAD/CAM）切削技术完成。热压铸瓷嵌体是在模型与代型上制作溶模、包埋、用相应颜色的瓷块在高温铸瓷炉上热压铸成形，模型上试戴、染色、抛光或上釉完成。CAD/CAM陶瓷或树脂嵌体或高嵌体的制作是在工作模型或口内采集光学数据印模，在椅旁或技工室对数字印模进行嵌体设计，再通过切削加工成形，染色、抛光或上釉完成（图7-7）。

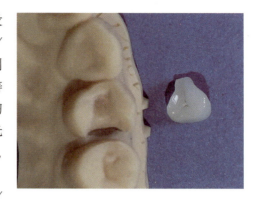

图7-7　嵌体制作完成

2. 金属嵌体的制作　采用传统失蜡铸造技术或CAD/CAM技术完成。铸造技术：医师牙体预备完成后，在患者口内制取精细印模、灌制石膏模型送技工中心，技师在模型上制作蜡模、包埋铸造、打磨抛光完成。CAD/CAM技术：在工作模型或口内采集光学数据印模、在椅旁或技工室对数字印模进行嵌体或高嵌体设计，采用3D激光金属打印技术或切削技术加工成形、调磨、抛光完成。

六、嵌体的试戴与粘固

试戴前检查嵌体或高嵌体组织面有无金属瘤及附着物，模型上是否密合。嵌体体积小，试戴时不容易操作，尤其应注意避免患者误吞误吸。步骤如下。

（1）去除暂时嵌体或洞形内的暂封物，清洗窝洞。

（2）被动就位，不能用力按压或强行取下，否则会引起牙体折裂；可用牙线从邻面带下，或用粘蜡、粘棒从𬌗面粘下。

（3）观察有无翘动、固位如何、边缘是否密合等；用牙线检查邻接关系，用咬合纸检查咬合关系。

（4）调𬌗，根据参照牙的咬合接触、咬合纸印迹和患者主观感觉判断咬合是否到位。

（5）粘固，金属嵌体用75%乙醇清洁，瓷嵌体用4%氢氟酸酸蚀，涂树脂粘接剂。洞形清洁消毒。根据牙髓情况选择合适的水门汀材料。金属嵌体采用玻璃离子或聚羧酸水门汀粘固，树脂和陶瓷嵌体采用树脂粘接剂及树脂水门汀粘固。用牙线、探针仔细去除多余的粘接材料。

＇＇＇＇目标检测

答案解析

1. 下列情况可用嵌体修复的是（　　）

    A. 青少年恒牙

    B. 𬌗面缺损范围小而且表浅

    C. 牙体缺损范围大，残留牙体组织抗力形差，固位不良者

    D. 心理素质不良的患者

    E. 因牙体缺损的邻接不良或食物嵌塞严重而需要修复的牙

2. 嵌体试戴时，检查邻面接触点是否合适最好使用（　　）

    A. 探针　　　　　　　　B. 成形片　　　　　　　　C. 纸片

    D. 牙线　　　　　　　　E. 以上都不是

3. 嵌体是由什么材料制成的（　　）
   A. 金属　　　　　　　　　B. 陶瓷　　　　　　　　　C. 树脂
   D. 所有以上材料　　　　　E. 以上均错误

（潘福勤）

书网融合……

重点小结　　　　　　微课　　　　　　习题

项目十九 贴面修复技术 微课

PPT

学习目标

知识目标：通过本项目的学习，掌握贴面修复的定义；熟悉贴面的牙体预备与粘接；了解粘接修复技术。

能力目标：能够学会贴面的适应证及分类。

素质目标：通过本项目的学习，树立对形式美的正确认识。

情境导入

情境：小苏应邀下周参加演讲比赛，可一直困扰她的是其门牙有缝，医师使用了贴面技术帮助她在短时间内完成她不想磨牙或少磨牙的诉求，完美地把门牙修复好（图7-8）。

思考：瓷贴面技术如何帮助她完成美丽的蜕变？

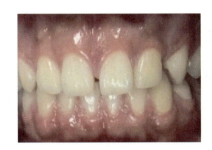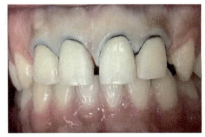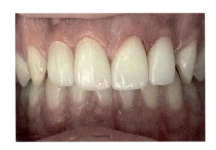

图7-8 小苏的口内牙齿修复前、中、后

任务一 贴面的分类

贴面是运用粘接技术，在不磨牙或少磨牙的情况下，采用复合树脂、铸瓷、烤瓷等材料修复牙体表面缺损、牙齿着色、变色牙或畸形过小牙等，从而恢复牙体形态或改色的一种修复方式。

贴面按照修复材料不同可分为复合树脂贴面、烤瓷贴面、铸瓷贴面、CAD/CAM 玻璃陶瓷贴面等；按照修复方法可分为直接贴面修复技术和间接贴面修复技术两种。

1. 直接贴面修复技术 是采用光固化复合树脂口内直接塑形、固化、抛光，完成牙体修复的技术。其优点是简便、灵活，一次完成，但由于口内操作受许多因素的影响，贴面的边缘外形和表面质地很难达到理想要求；口内直接固化树脂单体转化率一般较低且影响贴面质量；另外，椅旁操作时间过长也限制了其临床应用。因此，直接贴面现多用于小范围、个别牙的修复，有时也用于一些临时性贴面修复。

2. 间接贴面修复技术 是需要把预成贴面、技工室制作的贴面或者椅旁直接切削制作的贴面等进行试戴、粘接完成的。间接贴面的制作不受椅旁操作时间限制，故可在口外进行充分地修形、调改和磨光，其修复效果常常优于直接贴面。

任务二　贴面的适应证与禁忌证

一、适应证

（1）牙釉质发育不全、龋齿、外伤等原因导致的牙齿唇面、切缘的釉质缺如。
（2）变色牙，如死髓牙、轻度四环素牙、氟斑牙。
（3）改善前牙外观形态，如畸形过小牙等。
（4）不接受正畸治疗患者的轻度扭转牙齿。
（5）牙间隙，关闭间隙或"黑三角"等以改善美观的。

二、禁忌证

（1）上颌牙严重唇向错位或唇向移位。
（2）牙列拥挤时不宜采用。
（3）下颌严重深覆𬌗、下颌唇面严重磨损无间隙。
（4）夜磨牙等口腔不良咬合习惯不能纠正的。
（5）重度釉质发育不全没有充分的釉质粘接面时，无法得到足够的粘接力时。

任务三　贴面应用流程介绍

一、贴面修复前准备

（一）医患沟通

充分仔细地了解患者的主要诉求、现病史、既往史、着重了解口腔诊疗尤其是修复史，运用诊断蜡型、DSD 数字化微笑美学分析等技术（图 7 - 9 ～图 7 - 11）向患者展示修复后效果，进行术后效果沟通。同时一定要注意患者的心理状况，引导患者理性地追求美。

医生可以通过制作诊断饰面（Mock - up）用来前牙美学设计的表达和医患沟通。其方法是使用牙色材料覆盖在需要修复的牙齿表面直接形成修复后的牙齿形态和外观。

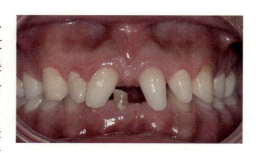

图 7 - 9　术前口内照

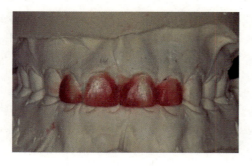

图 7 - 10　术前诊断蜡型

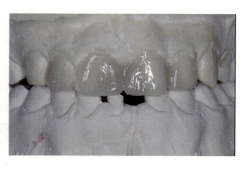

图 7 - 11　术前诊断饰面

诊断饰面可以分为直接法制作和间接法制作。直接法是在口内直接用充填树脂进行美学塑形，区别于直接树脂贴面，其在使用粘接剂时，只是在牙齿中心点酸蚀，用于简单美学修复病例。

间接法是在研究模型上制作诊断蜡型，将诊断蜡型翻制硬石膏模型，在硬石膏模型上制作成型阴模，或称阴型。使用透明压膜或者硅橡胶制作成型阴模。将所修复牙齿表面点酸蚀，将流动树脂或临时冠材料注入成型阴模，就位于口内，固化后取下成型阴模，将固位于所修复牙齿表面的诊断饰面修形、抛光，完成诊断饰面的制作。

（二）检查

对患者的进行术前病例资料采集，包括术前照片、术前模型的采集；分析记录患者咬合关系、牙周状况、是否是龋病易感人群、皮肤颜色、女性患者还要沟通妆容情况、通过照片分析微笑线、上唇曲线、牙冠暴露量、牙龈美学等美学参数（图7-12）。

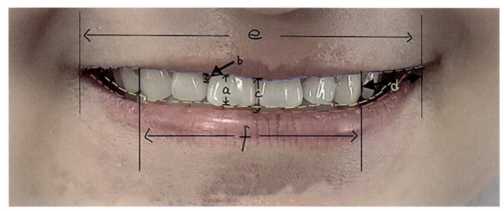

蓝色曲线：上唇曲线；红色曲线：下唇曲线；黄色曲线：微笑曲线。
a.牙冠显露量；b.牙龈显露量；c.唇间隙；d.口角颊间隙；e.微笑宽度；f.尖牙间距；

图7-12　常用微笑的美学评价指标

（三）贴面颜色

贴面的颜色值得注意的是要考虑到牙体预备后牙面底色的变化。因此比色时一定要注意牙体预备前、预备后都要进行比色。

二、贴面牙体预备

（一）全瓷贴面牙体预备原则

（1）牙体预备均匀、适量，贴面修复后不致牙齿太凸。

（2）边缘光滑连续，边缘线位于釉质层，并设计在自洁区。

（3）龈边缘位置最理想的是平龈或者稍龈缘下；肩台为浅凹形。

（4）预备体避免尖锐内线角，预备体无倒凹。

（5）切缘形态分为开窗型、包绕型、对接型三型（图7-13）。

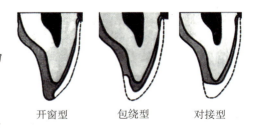

开窗型　　包绕型　　对接型

图7-13　全瓷贴面牙体预备的切缘形态

（二）牙体预备

瓷贴面厚度在0.3~0.5mm。牙体预备顺序如下。

1. **唇面预备** 分龈 1/3 ~ 1/2 和切 1/2 ~ 2/3 两个面。用专用的瓷贴面预备套装，分别定深 0.3mm、0.5mm、0.7mm 引导沟。

（1）**邻面预备** 应扩展到接触区，但不应该破坏接触区，最大程度可以进入接触区达 1mm。用金刚砂条锉开缝，当用瓷贴面恢复邻面间隙时，邻面预备可适当向舌侧延伸甚至包绕整个邻面。

（2）**切端预备** 按照不同设计形态预备切端（开窗式、对接式、包绕式）。

（3）**精修** 用金刚砂细质的车针精修过锐的边缘及浅凹形肩台外形。

2. **取模** 硅橡胶模型或数字化光学印模。

3. **暂时修复** 制作临时贴面或预备前制作压膜保持器。

三、贴面粘接流程

1. **瓷贴面的试戴** 要检查其边缘密合性；形态、颜色、大小是否协调，是否存在咬合干扰，接触区是否合适等。

2. **树脂水门汀颜色的选择、处理** 每一种树脂水门汀系统均具有不同的颜色（A1、A2、A3、不透明、透明等颜色）供选择，并配有相对应的试色糊剂供试色用。

3. **瓷贴面的处理** 一般采用 5% 的氢氟酸凝胶酸蚀 30 秒至 1 分钟。然后干燥并涂上硅烷偶联剂。

4. **牙预备体的处理** 釉质表面的处理通常采用 37% 磷酸酸蚀 30 秒至 1 分钟，而对于少量牙本质暴露区则需减少酸蚀时间，一般不超过 10 秒。酸蚀完毕用大量蒸馏水冲洗 20 秒，并用无油无水气枪吹干，然后涂前处理剂、牙本质粘接剂、牙釉质粘接剂，再将适当颜色的树脂水门汀涂在硅烷化后的贴面内表面，就位并光固化。

5. **粘接、固化、磨光** 用赛璐珞条隔离修复牙的近远中，就位后，先将粘接剂光固化几秒钟，用小毛刷清除多余的水门汀，最后再进行彻底光固化。粘接完毕后调𬌗，放置阻氧剂。

知识链接

酸蚀-冲洗型与自酸蚀型

树脂水门汀在进行终修复体粘固时常需要对基牙表面进行处理，从而增加与牙体组织面的粘接力。目前常用的粘接系统按照使用方法分为两类。

1. **酸蚀-冲洗型** 有独立的磷酸酸蚀牙面的步骤，用磷酸 35% ~ 37% 的磷酸凝胶处理牙面，去除基牙表面的玷污层，然后涂布底胶和粘接树脂，固化后形成与牙体组织之间的微机械扣锁，达到粘接牙面的目的。

2. **自酸蚀型** 没有单独的酸蚀处理步骤，自酸蚀粘接系统通常含有酸性单体，其酸蚀、底胶渗入和树脂粘接的过程可同步完成，临床应用更加简便。

答案解析

●●●● 目标检测

1. 贴面分类不包括（ ）

    A. 复合树脂贴面   B. 烤瓷贴面   C. 铸瓷贴面

    D. CAD/CAM 贴面   E. 金属贴面

2. 瓷贴面的切缘预备方式有（ ）

    A. 开窗式   B. 对接式   C. 包绕式

    D. A + B   E. A + B + C

3. 下列说法错误的是（　　）

    A. 贴面按照修复方法可分为直接贴面和间接贴面两种

    B. 贴面按照修复材料不同可分为复合树脂贴面、烤瓷贴面、铸瓷贴面、CAD/CAM 玻璃陶瓷贴面等

    C. 间接贴面可以在口内一次完成

    D. 直接贴面在口内一次完成

    E. 贴面有一定的适应证和禁忌证，不是所有人都能做贴面修复

（张海洋）

书网融合……

重点小结　　　　　微课　　　　　习题

项目二十　全冠修复技术 微课

学习目标

知识目标：通过本项目的学习，应能掌握全冠修复的分类；熟悉全冠修复的适应证与临床注意事项；了解全冠的制作。

能力目标：能学会全冠修复的分类以及每种类型全冠适应证及临床注意事项。

素质目标：通过本项目的学习，树立保护牙齿的意识及习惯。

情境导入

情境：患者，男，23岁，一颗中切牙经过根管治疗后，要求进行美观修复。

思考：全冠的分类有哪些，如何进行选择呢？

任务一　全冠的分类

全冠是覆盖全部牙冠表面的修复体。全冠的分类具体如下。

1. 金属全冠　由金属材料制作而成的全冠修复体。

（1）铸造金属全冠　通过铸造工艺制作的金属全冠修复体。

（2）非金属全冠　树脂、瓷等材料制作而成的全冠修复体。

1）塑料全冠　各种树脂材料制作而成的全冠修复体。

2）全瓷冠　各种全瓷材料制作而成的全冠修复体。

3）复合全冠　金属与瓷或金属与树脂材料制作而成的全冠修复体。①烤瓷熔附金属全冠：又称金属烤瓷全冠，简称金瓷冠。是在真空高温条件下在金属基底上制作成的金瓷复合结构的全冠。②金属树脂复合全冠：在金属基底上覆盖树脂牙面的复合全冠。

任务二　全冠的适应证及临床注意事项

一、铸造金属全冠

1. 适应证

（1）后牙牙体缺损后采用其他修复体难以获得足够固位力且预备体可为冠提供固位和抗力者。

（2）用作固定义齿的固位体的后牙。

（3）因发育问题、釉质发育不全、轻度错位等原因需要采用修复的方法改善牙冠形态的后牙。

（4）可摘局部义齿的基牙需改形、保护者。

（5）严重牙本质过敏的后牙，其他治疗方法无效者。

（6）隐裂的后牙。

（7）作为种植修复的上部结构来修复牙齿缺失。

2. 临床注意事项

（1）牙体或牙髓治疗未完成的患牙不能使用。

（2）经沟通发现患者对美学要求过高者不宜使用。

（3）对合金中某金属元素过敏者不能选择该合金。

（4）牙冠过短无法提供足够修复空间及固位的不宜采用。

二、烤瓷熔附金属全冠

烤瓷熔附金属全冠又称金属烤瓷联合冠，简称金瓷冠，是瓷粉经过高温烧结熔附于金属内冠表面而形成的全冠修复体。

1. 适应证

（1）因龋坏或外伤等造成牙体缺损较大，充填治疗或其他保守修复治疗无法满足要求的患牙。

（2）死髓牙、四环素牙和氟斑牙等变色牙要求美观而不宜采用其他保守方法修复者。

（3）畸形过小牙、釉质发育不全等需改善牙冠形态而不宜采用其他保守方法修复者。

（4）错位、扭转牙不能采用正畸治疗的患牙。

（5）根管治疗后经桩核修复的残根残冠。

（6）烤瓷固定义齿的固位体。

（7）作为种植修复的上部结构来修复牙齿缺失。

2. 临床注意事项

（1）对前牙美学要求极高者慎用。

（2）对金属过敏者要避免使用该金属合金。

（3）尚未发育完全的年轻恒牙，注意保护牙髓。

（4）牙髓腔宽大、髓角高等容易意外露髓的牙齿需先进行根管治疗后再修复。

（5）无法提供足够固位形和抗力形的患牙慎用。

（6）深覆𬌗、咬合紧，无法获得足够修复空间的患牙禁用。

（7）有夜磨牙或有其他不良咬合习惯者不建议使用。

三、全瓷冠

全瓷冠是全部由瓷粉经高温烧结而成的全冠修复体。

1. 适应证　与烤瓷熔附金属全冠相似。

2. 临床注意事项

（1）尚未发育完全的年轻恒牙，注意保护牙髓。

（2）牙髓腔宽大、髓角高等容易意外露髓的需先进行根管治疗后再修复。

（3）无法提供足够固位形和抗力形的患牙不能使用。

（4）深覆𬌗、咬合紧，无法获得足够修复空间的患牙一般不采用。

（5）有夜磨牙或有其他不良咬合习惯者不建议使用。

（6）心理、精神等不接受牙体预备的患者，不宜采用。

任务三　全冠应用流程介绍

一、铸造金属全冠

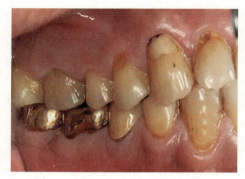

图 7 – 14　金合金铸造全冠

铸造金属全冠是采用失蜡法铸造而成的，是临床上后牙选择的长期使用效果理想的修复体。铸造金属全冠根据所使用的铸造合金不同，可分为贵金属合金铸造全冠，如金钯合金铸造全冠、金合金铸造全冠（图 7 – 14）和非贵金属合金铸造全冠，如钴铬合金铸造全冠等。

（一）铸造金属全冠的牙体预备步骤

下面以第一磨牙为例介绍铸造金属全冠的牙体预备步骤。

1. 𬌗面预备　𬌗面磨除量一般为 0.8 ~ 1.5mm。先用直径为 1.0mm 的柱状车针在𬌗面在沟上磨出 5 个 1.0mm 的定深指示沟，然后依此沟为参照，按照𬌗面的解剖形态均匀磨除，保持𬌗面解剖形态（图 7 – 15）。

2. 颊舌面预备　颊舌面消除倒凹，并提供金属全冠需要的厚度。均匀预备出 1.0mm 间隙，尽量保持牙冠的基本外形，颊舌轴面的聚合度一般为 2° ~ 5°（图 7 – 16）。

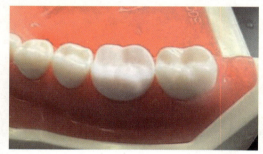

图 7 – 15　𬌗面磨除后

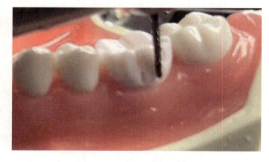

图 7 – 16　颊面定深沟

3. 邻面预备　消除邻面的倒凹，并预留出全冠修复材料所要求的邻面空隙。先用型号为 TR11 的金刚砂车针将邻轴面角处预备出足够的间隙，然后以此间隙为标志再用鱼雷型金刚砂车针沿患牙邻面颊舌向磨切，直至预备出足够的间隙，将冠边缘线降至龈缘，消除龈缘以上的倒凹（图 7 – 17）。采用间歇提拉磨切手法，选择好支点，可选用邻面楔刀防止损伤邻牙。

4. 轴面角预备　是用金刚砂车针切割消除四个轴面角，使轴面角处有足够的修复间隙。

5. 颈部肩台预备　铸造金属全冠牙体预备边缘形式最常见的为浅凹形肩台，非贵金属铸造全冠颈部肩台宽度通常为 0.5 ~ 0.8mm；贵金属铸造全冠颈部肩台宽度通常为 0.35 ~ 0.5mm。边缘应连续一致、平滑。

6. 精修完成　对所有的轴面及𬌗面进行仔细检查和精修。检查预备空间是否足够。保证所有的面没有尖锐的棱角（图 7 – 18）。

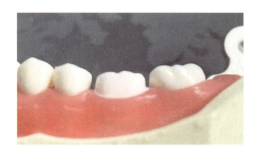

图7-17　邻面预备

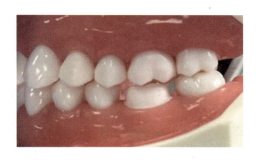

图7-18　精修完成

（二）印模、模型、制作暂时冠

牙体预备后制取模型，灌制石膏模型；或制取数字化印模。印模完成后注意无论是否活髓牙，一定要制作基牙暂时冠，以保护牙髓组织及维持𬌗关系。

（三）确定咬合关系

利用蜡或咬合记录硅橡胶记录确定咬合关系，利用𬌗堤记录上下颌的咬合关系。

（四）铸造金属全冠制作

铸造金属全冠制作工艺流程包括：制作可拆卸代型、制作熔模、包埋、烘烤与焙烧、铸造和打磨抛光。

二、烤瓷熔附金属全冠

（一）金属烤瓷全冠的牙体预备步骤

下面以上前牙为例介绍金属烤瓷全冠的牙体预备步骤。

1. 切端预备　在切端预备时，金刚砂车针与牙轴垂直，切缘预备出2.0mm的间隙，上前牙切缘预备成与牙长轴呈45°且向腭侧形成小斜面（斜面在腭侧），下前牙切缘（斜面在唇侧），但切缘斜面斜向唇侧，近远中方向牙弓平行（图7-19）。

2. 唇面制备定深沟

（1）用金刚砂车在唇侧和切端部均要预备出2~3条与牙面平行的定深指示沟，深度为1.0~1.3mm。

（2）用金刚砂车针在牙颈缘部与牙体长轴平行，预备出3条定深指示沟，深度为1.0~1.3mm（图7-20）。

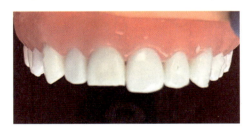

图7-19　切端预备

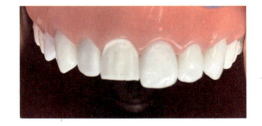

图7-20　唇面预备后

3. 邻面预备　向邻接面移行，肩台跨过邻接接触点到达舌侧的凹形肩台。

4. 舌轴壁和舌侧凹形肩台的预备

（1）用柱状金刚砂车针磨除舌隆突至龈缘处的牙体组织，舌轴壁和唇侧的颈缘部轴壁预备成6°

的聚合度。

（2）舌侧边缘预备成凹形肩台，边缘线向邻接面移行。

5. 舌侧咬合面预备　用轮状金刚砂车针磨除切端至舌隆突处的牙体组织，舌侧面预备出 0.8 ～ 1.5mm 间隙的量（图 7-21）。

6. 精修完成　用抛光车针将各轴面、轴线角及肩台边缘进行抛光（图 7-22）。

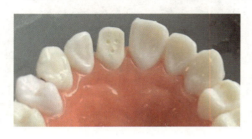 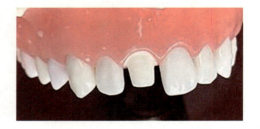

图 7-21　舌侧窝定深　　　　　　　　　　图 7-22　精修完成

7. 试戴与粘固完成　牙体预备后制取印模、记录咬合记录、制作临时冠，完成烤瓷熔附金属全冠制作。试戴时检查义齿边缘对位情况，有无缺损、边缘过长等现象。调整咬合，重新上釉后粘固完成。

三、全瓷冠

（一）全瓷冠的牙体预备步骤

全瓷冠的牙体预备步骤与金瓷冠类似，预备量及肩台形态略不同。

1. 切缘、𬌗面牙体预备　切缘或𬌗面引导沟 1.5mm，保证全瓷冠修复体需要的空间（1.5 ～ 2.0mm）。

2. 唇（颊）面预备　唇（颊）面引导沟 1.0mm，唇（颊）面磨除量为 1.0 ～ 1.5mm，颈部边缘终止于龈上或平龈，并同时形成 0.8 ～ 1.0mm 宽的肩台。

3. 邻面预备　邻面磨除量大于等于 1.0mm，0.8 ～ 1.0mm 宽的肩台。

4. 舌面预备　按照正常舌面窝外形磨除 0.5 ～ 1.5mm。

5. 颈缘预备　有角肩台或浅凹形肩台宽度为 1mm，龈上或龈下或平龈。

6. 精修完成　验证牙体预备量是否充足，用细粒度的车针打磨所有棱角，让预备体圆润光滑。

（二）常用的全瓷冠修复体

1. CAD/CAM 玻璃陶瓷全瓷冠　常用材料为：白榴石玻璃陶瓷、长石质玻璃陶瓷、二硅酸锂玻璃陶瓷。白榴石玻璃陶瓷、长石质玻璃陶瓷透光性能好，特别适合于前牙修复。二硅酸锂玻璃陶瓷仅次于白榴石玻璃陶瓷、长石质玻璃陶瓷，适合于前牙及前磨牙修复。上述材料均具有高中低透光性瓷块。如修复四环素牙、变色牙或金属桩核预备时，宜选择遮色性能好的低透光性瓷块。

2. CAD/CAM 二氧化锆基底冠加烧结饰面全瓷冠修复　二氧化锆主要应用于后牙单冠和固定桥修复。但由于二氧化锆和饰面瓷的烧结采用的是涂塑工艺，两者力学强度匹配性差，因此临床上常出现崩瓷现象。

3. CAD/CAM 二氧化锆全瓷冠　是无烧结饰面瓷的全瓷冠。适合于颌间距离小、咬合力大且对美观没有过高要求的患者。

4. 铸造玻璃陶瓷全冠　全瓷冠也可以采用铸造法制作。铸造玻璃陶瓷是用可铸造的玻璃陶瓷材料颈特定工艺制作的全冠修复体，包括铸造法和压铸法。

（三）全瓷冠的粘接

1. 全瓷材料　应选择树脂水门汀粘接。

2. 使用树脂水门汀粘接玻璃及全瓷修复体有利于提高强度　首先用氢氟酸酸蚀剂全瓷冠组织面，硅烷化处理内表面，选择合适颜色的树脂水门汀进行粘接。

3. 非玻璃基全瓷冠　氧化锆玻璃陶瓷材料的透光性差，常选用自固化或双固化型树脂水门汀进行锆瓷修复体的粘固。

知识链接

氢氟酸酸蚀的作用

酸蚀处理是指用氢氟酸选择性地溶解玻璃基陶瓷表面的氧化硅成分，从而使陶瓷表面产生多微孔的结构，直接提高了陶瓷与树脂粘接剂的机械固位。另外，酸蚀还可以减少微渗漏，也可以增加微孔的尺寸，使得陶瓷表面微裂间隙的底部变的圆钝，这样可以减少应力的集中。

答案解析

目标检测

1. 金瓷冠适应证不包括（　　）

　A. 畸形过小牙　　　　　　B. 浅龋　　　　　　　　C. 错位牙不能正畸治疗

　D. 经桩核修复的残冠　　　E. 烤瓷桥固位体

2. 为防止游离酸对牙髓的刺激，年轻患者的恒牙（活髓牙）采用铸造全冠修复时，不能用的粘接水门汀是（　　）

　A. 磷酸锌水门汀　　　　　B. 聚羧酸锌水门汀　　　C. 丁香油水门汀

　D. 玻璃离子水门汀　　　　E. 以上均错误

3. 龈上边缘的主要优点是（　　）

　A. 边缘美观　　　　　　　B. 密合　　　　　　　　C. 牙周刺激小

　D. 易有菌斑附着　　　　　E. 适于年轻患者

（张海洋）

书网融合……

重点小结

微课

习题

项目二十一 桩核冠修复技术

学习目标

知识目标：通过本项目的学习，应能掌握桩核冠的组成与类型；熟悉桩核冠的适应证与禁忌证；了解桩核冠的应用流程。

能力目标：能运用所学知识结合患者牙体缺损情况、全身情况及经济状况等帮助患者合理选择修复体材料，为患者解答与桩核冠修复相关的问题。

素质目标：通过本项目的学习，树立良好的敬业精神和职业道德。

情境导入

情境：患者，男，40岁。要求修复右上后牙。右上后牙2周前行根管治疗术后用玻璃离子暂封，现要求修复。经检查右侧上颌第一前磨牙残冠近远中边缘齐龈，经过完善根管治疗。

思考：该患者在保留牙根基础上采用什么方法修复合适？

任务一 桩核冠的组成与类型

桩核冠是修复大面积牙体缺损的一种常用修复方法。大面积牙体缺损是指患牙冠部硬组织大部缺失，甚至累及牙根，如残根、残冠。大面积牙体缺损时，牙冠剩余硬组织量很少，无法形成足够的全冠固位形时，通常需要桩核来为最终全冠修复体提供支持和固位，即桩核冠。牙体缺损修复方法应根据缺损范围由小到大来选择，依次为：嵌体→冠→桩核冠。

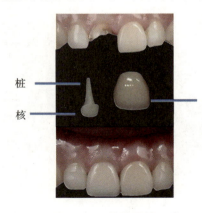

图7-23 桩核冠的组成

为了更好地理解桩核冠的结构，按照功能的不同可以把桩核冠分为三个组成部分（图7-23）。

（一）桩

桩是插入根管内的部分，利用摩擦力和粘接力与根管内壁之间获得固位，进而为核和最终的全冠提供固位，是整个桩核冠固位的基础。

根据材料的不同，桩可以分为纤维桩、金属桩和陶瓷桩。目前最常用者为纤维桩和金属铸造桩。

1. 纤维桩 分为碳纤维桩、石英纤维桩与玻璃纤维桩，目前常用石英纤维桩与玻璃纤维桩，主要为预成桩，可与树脂等核材料粘接结合（图7-24）。优点：色泽与牙本质相近，美观性好；弹性模量与牙本质接近，树脂粘接后，牙根内应力分布均匀，不易发生根折。缺点：强度不如金属和陶瓷桩，易发生桩本身的折断，但桩折断后可磨除再修复。

2. 金属桩 包括金合金、钴铬合金、镍铬合金、钛合金等，按制作方法分为铸造金属桩和预成桩（图7-25）。铸造金属桩采用失蜡铸造法个别制作，为桩核一体的金属核桩。预成桩为预成的半成品金属桩，表面带有螺纹、锯齿等结构，与核形成机械嵌合。金属桩的优点是具有良好的机械性能，高强度，不易折断。缺点是：弹性模量远远高于牙本质，容易导致根折；金属的传导性会干扰磁共振成像（MRI），造成图像扭曲变形，因此 MRI 检查前往往需要拆除口内金属修复体；美观性较差。

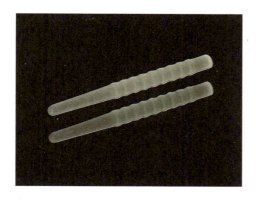

图 7-24 纤维桩

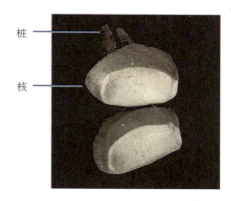

桩
核

图 7-25 金属桩及金属核

3. 瓷桩 主要是氧化锆桩，分为 CAD/CAM 整体切削瓷桩和预成氧化锆瓷桩，后者与核瓷材料靠高温烧结结合。优点：美观性好，多用于前牙修复。缺点：硬度高，弹性模量与金属近似，容易导致根折。

（二）核

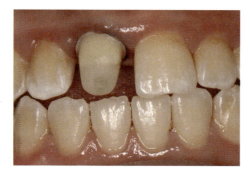

图 7-26 树脂核

核固定于桩之上，与牙冠剩余的牙体硬组织一起形成最终的全冠预备体，为最终的全冠提供固位。制作核的材料包括复合树脂、陶瓷、金属等，通过口内直接堆塑或模型上间接制作完成。

1. 复合树脂核 可在口内直接堆塑完成。一般与预成金属桩或纤维桩通过机械嵌合和树脂粘接联用形成桩核（图 7-26）。优点是强度高、美观、易操作，并且与剩余牙体组织可粘接结合，增强了核的固位。但因桩与核间存在不同材料界面，抗折强度较差，需要具备一定的剩余牙体组织量。

> **知识链接**
>
> ### 核树脂
>
> 核树脂是一种专用的树脂，而不是一般补牙用的树脂。核树脂需要具备两种特性：固化前比较好的流动性以及固化后很好的强度。良好的流动性使树脂可以顺利地进入纤维桩核和剩余牙体组织之间的间隙，尤其是在一些不便于加压的位置，可以靠良好的流动性充满这些间隙，不会留下微小的空隙。树脂固化以后成为树脂核的主体部分，因此需要有很好的强度，以保证修复体的机械性能。

2. 全瓷核 包括氧化锆瓷核和硅酸铝锂热压铸瓷核。氧化锆瓷核是 CAD/CAM 整体切削的陶瓷桩核，美观性好，强度高；热压铸瓷核是与预成氧化锆瓷桩热压铸成形，透光性好，但强度不如前者。

3. 金属核 一般与金属桩整体铸造，强度高，桩与核为一体，不会发生分离；但其金属颜色限制了在前牙区的使用。

（三）全冠

全冠位于核与剩余牙体组织形成的预备体之上，恢复牙齿的形态和功能。根据材料的不同，全冠可以分为全瓷冠、金属烤瓷冠、金属冠等，可根据牙位、桩核材料及患者的要求选择不同的全冠。比如前牙区修复，选择牙色材料的树脂核或陶瓷核者，全冠首选具有半透明效果的全瓷冠；而后牙功能区修复则多选择金属烤瓷冠、单层氧化锆全瓷冠等。桩核冠设计可根据具体情况组合应用，如纤维桩－树脂核－铸瓷冠、氧化锆瓷桩核－全瓷冠、铸造金属桩核－金属烤瓷冠等。

任务二　桩核冠的适应证与禁忌证

一、桩核冠的适应证

（1）临床牙冠中度以上缺损（2~4个壁缺损），剩余牙体无足够的固位条件，难以通过直接充填提供冠修复体固位力者。

（2）临床牙冠重度缺损，断面达龈下，但牙根有足够长度，经冠延长术或牵引术后可暴露出断面以下至少1.5mm的根面高度，磨牙未暴露根分叉者。

（3）错位、扭转牙而非正畸适应证者。

（4）畸形牙直接预备固位形不良者。

除此以外，患牙应具备完善的根管治疗，根尖封闭良好，原有根尖周炎症得到控制等，方可行桩核冠修复。

二、桩核冠的禁忌证

（1）缺损范围过大，如3~4个轴壁缺损或缺损深达龈下，不能用正畸或冠延长手术获得足够的生物学宽度的患牙。

（2）牙根或根管解剖形态不良，如牙根短小或牙根吸收导致牙根过短或牙周萎缩致冠根比异常；牙根弯曲致根管桩道过短者。

（3）未行完善的根管治疗，如欠充填或充填密度不足致根尖封闭不良，或根尖阴影过大，瘘管未消者。

（4）年轻恒牙根尖未完全成形者，原则上尽量保存活髓，诱导根尖成形，促使牙根继续发育和根尖孔封闭。而有些根尖孔虽已封闭的年轻恒牙，因髓腔及根管粗大、管壁薄、继发牙本质少，根管往往超过根径的1/3，根管治疗后丧失血供而变脆，置桩存在根折风险者。

任务三　桩核冠应用流程介绍

一、询问病史

（一）询问现病史

一般包括主诉疾病开始发病的时间、原因、发展进程和曾经接受过的检查和治疗。对导致牙体缺损原因、持续时间、修复方式、修复次数、修复效果都要进行详细记录。

（二）询问既往史

要侧重了解与本病有关的部分。询问患者的全身健康情况、营养情况和饮食习惯及口腔疾病情况等。由于患者的精神及心理状态直接影响修复治疗效果，因此也应注意询问。具体地说，采集既往史应注意从全身系统病史和口腔专科病史两方面入手。

1. 全身系统病史 与桩核冠治疗计划相关的全身系统疾病，如心血管疾病、免疫系统疾病及过敏史，目前正在接受的全身性系统疾病治疗，有无药物过敏或牙用材料过敏史、是否作过放射治疗等也要进行记录。为了防止发生意外，任何与患者治疗有关的药物过敏和治疗反应情况都应醒目地记录在病历上。了解患者传染性疾病史如乙肝、艾滋病或梅毒等传染病的患者或携带者，可成为交叉感染源，对医务人员或其他患者构成威胁，应采取适当措施预防。影响口腔支持组织、固位能力的疾病或身体状态 某些系统性疾病可导致支持组织对修复体的支持能力降低，例如骨质疏松症可能加重剩余牙槽骨的吸收，从而使义齿支持稳定、固位能力下降；糖尿病患者牙周组织容易发生破坏，从而使基牙支持功能降低；绝经期、妊娠期或使用抗惊厥药也会促进牙周炎的发展，进而影响口腔修复治疗效果。

2. 口腔专科病史 一般包括开始发病的时间、原因、发展进程以及曾接受过的检查和治疗。

（1）修复治疗史 是否曾做过其他牙体或牙列缺损、牙列缺失的修复，采用何种修复方式以及现有修复体使用的时间等。

（2）牙体牙髓治疗情况 对无完整病历记录的患者，应详细询问牙体牙髓的治疗情况，必要时拍 X 线片予以确定。

（3）牙周病史 是否有牙周病，曾做何种治疗，效果如何。

（4）正畸治疗史 有些牙根吸收与曾经做过正畸治疗有关。临床上应注意分析其原因，按照修复的原则和要求调整咬合。

（5）口腔外科治疗史 应了解外科治疗的有关资料，将外科治疗与修复治疗计划全面整体地加以考虑。

（6）颞下颌关节紊乱病史 是否曾经有颞下颌关节疼痛或弹响、肌肉紧张疼痛等症状，发病与治疗情况如何。

二、作出诊断、治疗计划及相应的处理

根据检查情况作出正确诊断，确定患者的修复方式以及制定相应的治疗计划。向患者讲述清楚该患牙的治疗方案，为什么会采取桩核冠这种复杂的修复方式而不采取其他简单修复方式的原因，取得患者的知情同意，并签署修复治疗前的知情同意书。向患者交代治疗的项目及费用。

（一）确定桩核冠的修复时机

完善的根管治疗之后观察 1~2 周，确认没有临床症状，瘘管已愈合，才可进行桩核冠修复。根据治疗前患牙的牙髓状况，需要观察的时间长短不同：①原牙髓正常或有牙髓炎但未累及根尖，根管治疗 3 天后无临床症状即可修复；②有根尖周炎的患牙，观察 1 周以上；③根尖病变范围过大的患牙，等待根尖病变范围明显减小，且无临床症状才可修复。

（二）牙体预备

（1）根据 X 线片上患牙牙根的长度、直径、外形，根管的形态、粗细、治疗情况，以及根尖周和牙槽骨的情况等，确定桩的长度、直径等设计。

（2）冠部剩余牙体预备。根据所选择的最终全冠修复体的要求进行剩余牙体组织的磨除，去除

薄壁弱尖、原充填物、龋坏组织等。尽量保存剩余的牙体组织。全冠的边缘应位于缺损断面的龈方 1.5～2.0mm，形成牙本质肩领。

（3）取出根充材料。根据设计的桩的长度去除根充材料，保留至少 3～5mm 的根尖封闭区。

（4）根管桩道预备。使用根管预备钻由细到粗逐级预备，并将根管壁修整平滑。

（5）精修完成。再次修整冠部剩余牙体组织，去除薄壁、无基釉等。如果采用铸造桩核则需要完全去除髓室壁的倒凹，使之与桩的就位道方向一致。

（三）桩核的制作

桩核的制作方法可以分为直接修复法和间接修复法。

1. 直接修复法 就是使用预成桩和核材料在口内直接完成桩核成形。优点是可以减少临床操作步骤和患者就诊次数。缺点是机械强度不如整体铸造或切削加工者。

（1）纤维桩－树脂核制作 根管预备完成后选择、调改预成的纤维桩，用化学固化或双固化树脂水门汀或流动树脂将其粘固在根管内。纤维桩冠部用复合树脂堆塑成核。

（2）预成金属桩－树脂核制作 根管预备完成后选择、调改预成的金属桩，用水门汀将其粘固在根管内。冠部用复合树脂或核树脂堆塑核形。

2. 间接修复法 需要制取桩道精细印模，在模型上完成桩核制作。优点是桩核为一整体，强度较高；缺点是依赖印模和模型的精确性；增加患者就诊次数等。

（1）金属铸造桩核制作 根管桩道内注入高流动性印模材料，如轻体硅橡胶、聚醚橡胶或琼脂印模材料等，插入印模桩，将注满印模材料的托盘就位于口内，完全凝固后取出。检查印模完整性，根管清洁、暂封。灌制模型，送技工室。技工在工作模型上制作桩核熔模、包埋铸造、打磨、抛光，送回临床试戴、粘固。

（2）预成氧化锆桩－铸瓷核 采用预成配套根管钻预备根管桩道，配套印模桩制取印模，在模型上选择相应直径的预成氧化锆桩堆塑核部熔模，连桩包埋，失蜡铸造，将铸瓷核与氧化锆桩高温压铸成为整体桩核，送临床试戴粘固。

（3）一体化氧化锆瓷桩核制作 通过整体切削加工成形，由于桩道阴模难以扫描，一般需要先制作桩核蜡型，扫描后再按 CAD/CAM 流程设计制作完成。送临床试戴粘固。

（四）最终全冠的制作

桩核口内粘固完成后，进行全冠牙体预备，常规取印模、灌模型，送技工室制作全冠，临床试戴、粘接。

目标检测

答案解析

1. 牙体缺损修复方法应根据缺损范围由小到大来选择，依次为（　）
   A. 嵌体→冠→桩核冠　　B. 冠→嵌体→桩核冠　　C. 嵌体→桩核冠→冠
   D. 桩核冠→冠→嵌体　　E. 桩核冠→嵌体→冠

2. 桩核冠分为（　）
   A. 金属冠、核、树脂核
   B. 纤维桩、树脂桩、冠
   C. 桩、核、树脂核
   D. 金属冠、全瓷冠、树脂核
   E. 桩、核、冠

3. 桩核冠的修复时机是（　　）

    A. 完善的根管治疗之后观察 4 周

    B. 完善的根管治疗之后观察 6 周

    C. 完善的根管治疗之后观察 4 天

    D. 完善的根管治疗之后观察 2 天

    E. 完善的根管治疗之后观察 1~2 周

（潘福勤）

书网融合……

重点小结　　　　　微课　　　　　习题

项目二十二　固定义齿修复技术 🅴微课
PPT

▶ 学习目标

　　知识目标：通过本项目的学习，应能掌握固定义齿的定义、适应证和禁忌证；熟悉固定义齿的临床应用流程；了解固定义齿的组成与类型。

　　能力目标：能运用固定义齿的基本知识与患者进行交流。

　　素质目标：通过本项目的学习，树立以患者为中心的职业素养。

▶ 情境导入

　　情境：某患者牙列缺损，求助医师进行固定义齿修复。

　　思考：固定义齿的优缺点是什么？

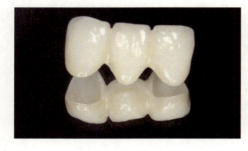

图 7-27　固定义齿

　　固定义齿又称固定局部义齿、固定桥（图 7-27）。它是修复牙列中一个或几个缺失的天然牙，恢复其解剖形态和生理功能的一种修复体。固定义齿利用缺牙间隙两端或一端预备好的天然牙或牙根作为基牙，或利用种植体作为基牙，然后在基牙上制作固位体，通过粘接剂或固定装置将义齿粘固在基牙上，患者不能自行摘戴，由于它的结构很像工程上的桥梁结构也简称为固定桥。

　　与活动义齿相比，由于固定义齿通过固位体粘固在基牙上，固位力大，在行使功能时，义齿稳固而不发生𬌗向移位，并且固定义齿所承担的𬌗力几乎全部传递到基牙及其下的牙周支持组织上，因此其固位、支持、稳定作用好，兼顾舒适、美观和便捷。但是由于固定义齿一般只应用在少数牙缺失或数个牙间隔缺失，并且要求基牙要有足够的支持和固位力，因此适应范围相对比较窄，有些病例已经被种植义齿所代替。

任务一　固定义齿的组成与类型

一、固定义齿的组成

　　固定义齿由固位体、桥体、连接体三个部分组成（图 7-28）。

（一）固位体

　　固位体是固定义齿粘接在基牙上的嵌体、部分冠、全冠、桩冠、翼板等，其中全冠类的固位体至今应用最多，其固位力强，对基牙的保护作用好。

　　固位体通过连接体与桥体相连接，并与基牙连结在一

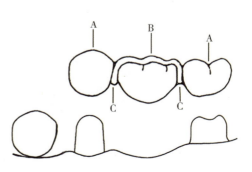

图 7-28　固定义齿的组成
A. 固位体；B. 桥体；C. 连接体

起，桥体所承受的殆力通过固位体传递到基牙及其牙周组织上，基牙为固定桥提供支持，使义齿发挥正常咀嚼功能。所以，固位体应有良好的固位力和抗力。

（二）桥体

桥体即人工牙，是固定桥的人造牙部分，用以恢复缺失牙的形态和功能。桥体的一端或两端与固位体相连。制作要与缺失牙或同名牙相似，选择的材料要符合生物学和美学原则，对牙龈无刺激，还要符合机械学原则，要有良好的机械强度，承受殆力时，不发生弯曲变形或折断。

（三）连接体

连接体是桥体与固位体之间的连接部分。应有足够的强度，不影响美观，容易清洁或有一定的自洁能力。按其连接方式不同，分为固定连接和活动连接。

固定连接多采用整体铸造法或焊接法将固位体和桥体连接成整体。桥体所承担的殆力通过连接体直接传递到固位体和基牙上。

活动连接为固位体与桥体之间通过栓体栓道连接。多应用于固定－可摘联合修复中。

二、固定义齿的类型

固定义齿根据结构不同分为四种基本类型：双端固定桥、半固定桥、单端固定桥和复合固定桥（图7－29）。

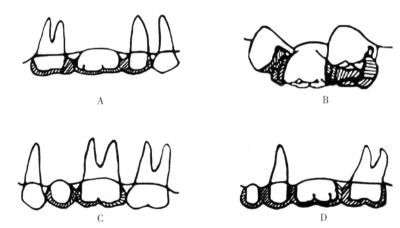

图7－29 固定义齿的类型
A. 双端固定桥；B. 半固定桥；C. 单端固定桥；D. 复合固定桥

（一）双端固定桥

双端固定桥又称完全固定桥。桥体的两端都有固位体，且桥体与固位体之间的连接为固定连接。固位体粘固在基牙后，基牙、固位体、桥体成为一个整体，形成一个新的咀嚼单位。固定桥所承受的殆力几乎全部通过两端基牙传递到其下方的牙周支持组织。双端固定桥与其他结构的固定桥相比，承受的殆力比较大，并且两端基牙所承受的殆力比较均匀，患者感觉舒适，预后最佳，其设计符合生物学原则和机械力学原则，所以被临床上广泛应用。

（二）半固定桥

半固定桥又称应力中断式固定桥，桥体的两端都有固位体，其一端桥体与固位体之间为固定连接，另一端与固位体之间为活动连接。活动连接多为栓体栓道式结构，通常栓体位于桥体一侧，栓道位于固位体一侧。半固定桥多用于基牙倾斜度大，若采用双端固定桥修复，难以取得共同就位道的病例。

（三）单端固定桥

单端固定桥又称悬臂固定桥，桥体一端有固位体和基牙，桥体与固位体之间为固定连接，另一端只与邻牙接触，无基牙支持，是完全游离的悬臂。当单端固定桥的桥体受到垂直向的𬌗力或侧向力时，以桥体为力臂，基牙为旋转中心，产生杠杆作用，基牙极易倾斜、扭转从而引起牙周组织创伤，因此应严格掌握单端固定桥的适应证。一般不能单独使用，尤其后牙不能设计为单端固定桥，只有在缺牙间隙小或复合固定桥的个别小间隙使用。

（四）复合固定桥

复合固定桥是将上述两种或两种以上组合在一起。例如，在双端固定桥的一侧再连接一个单端固定桥或半固定桥。所以复合固定桥一般多为四个以上牙单位，有两个基牙或两个以上基牙。

除了上述几种结构常见的固定桥外，还有其他类型的固定桥，例如用种植体做基牙的种植固定桥，用树脂粘接剂固位的粘接固定桥等。

任务二　固定义齿的适应证与禁忌证

一、固定义齿的适应证

固定义齿能够最大限度地恢复患者缺失牙的解剖形态、咀嚼功能及发音功能，戴用舒适、美观，是比较受患者欢迎的一种修复方式。然而，并不是所有牙列缺损的患者都可以做固定义齿，其有一定的适用范围，修复前需要对患者进行口腔检查，加以全面的考虑、综合分析，确定患者是否适合选用固定义齿。固定义齿修复的适应证如下。

（1）缺失牙数目少，一般 1~2 个缺牙数目，若缺失牙为间隔缺失，也可选用固定义齿修复。

（2）缺牙部位，缺牙间隙两侧均有天然牙并且牙周健康，后牙游离端缺失的患者一般不考虑固定义齿修复。

（3）基牙条件好，基牙牙冠高度适宜，牙根粗壮、稳固，牙周组织健康，无过度倾斜或扭转，最好是健康的活髓牙，若牙髓组织有病变，应做完善的根管治疗。

（4）咬合关系良好，缺牙区牙槽嵴顶黏膜至对𬌗牙有足够的𬌗龈距离，对𬌗牙无伸长，邻牙无倾斜。

（5）缺牙区牙槽嵴吸收稳定，一般拔牙后 3 个月，牙槽嵴的吸收趋于稳定，可进行修复。若后牙牙槽嵴吸收过多，可设计成卫生桥。

（6）年龄适当，若年龄过小，基牙预备容易损伤牙髓，影响根尖部的发育；若年龄过大，牙周组织较差，基牙承担过大的𬌗力容易松动。

（7）患者能接受牙体预备并且能配合者。

二、固定义齿的禁忌证

固定义齿修复有很多的优点，但是也不能滥用，如果选择不当，会给患者带来不必要的影响。下面一些情况不适宜采用固定义齿修复。

（1）年龄较小，临床牙冠短，髓角高，根尖部位完全形成时。

（2）缺牙较多，余留牙无法承受固定义齿𬌗力者。

（3）末端游离缺牙数 2 或超过 2 个者。

（4）缺牙区邻牙松动度超过 I 度，牙槽骨吸收超过根长 1/3 者。

（5）缺牙区邻牙牙冠较短，即使通过桩核冠修复也无法达到固位，不能够作为基牙者。

（6）拔牙创未愈合，牙槽嵴吸收未稳定者。

（7）缺牙区邻牙倾斜，对颌牙伸长形成锁结，导致下颌运动受限者。

禁忌证并非绝对不变，经过完善彻底治疗的牙髓病、牙周病患牙，依然可以作为基牙；经过调磨或正畸治疗的倾斜牙和伸长牙，也可以作为基牙。

任务三　固定义齿的应用流程介绍

固定义齿的应用流程包括修复前的检查、治疗计划的制订、医患沟通、口腔预备、印模的制取、暂时修复体的制作、试戴与粘固。

一、修复前的检查

（一）病史采集

患者的病史中有很多对疾病诊断有价值的信息，病史可以告诉我们患者全身或局部的问题，有助于医生做出正确的诊断、合理的治疗计划及预后。

病史采集主要包括了解主诉、采集系统病史和口腔专科病史。

1. **主诉**　是患者就诊的主要原因和迫切要求解决的主要问题。常是患者的自我感受，例如若是前牙牙列缺损，患者主诉一般为美观或发音问题，影响社交活动；若是后牙牙列缺损，患者主诉一般为咀嚼问题，影响胃肠道。

2. **系统病史**　认识某些系统性疾病有利于修复体的设计和预后，例如对于有癫痫的患者，由于发病时可发生牙关紧咬，𬌗力大，因此修复体所需的固位力就需要足够大，使用的材料不易碎裂；对有过敏体质的患者需要考虑修复材料是否会引起其过敏反应；还要了解是否有高血压、心脏病、糖尿病等。

3. **口腔专科病史**　了解与固定义齿修复相关的口腔疾病史，例如牙齿缺失的原因和时间、是否有修复、口外、正畸、牙体牙髓及牙周病治疗史；是否有夜磨牙的习惯等。

详细的病史采集有利于治疗的预后，并且可以预防一些医疗意外的发生。

（二）口腔临床检查

1. **一般检查**　包括口外、口内的检查。

（1）口外检查　包括颌面外形、对称性的检查；颞下颌关节的检查，有无弹响和疼痛、开口型和开口度是否正常；口唇外形是否对称，有无偏斜等。

（2）口内检查　包括牙弓的形态（对称性、Spee 曲线）、是否有牙齿磨耗、缺牙区的情况（缺牙的部位及数目、剩余牙槽嵴的形态及高度）、缺牙两侧余留牙的情况（有无龋坏、牙周病、有无倾斜、有无松动、咬合关系等）。

2. **特殊检查**　包括研究模型和 X 线检查。在研究模型上可以更详细地观察到牙体、牙列、𬌗关系的情况；X 线检查更容易发现邻面龋坏以及牙根及牙周情况。

详细分析以上所获的信息之后，就可以做出正确的诊断。

Spee 曲线

从牙列的侧面观，连接下颌切牙的切缘、尖牙牙尖、前磨牙颊尖、磨牙颊尖，形成一条凹向上的弧形线，在前磨牙和第一磨牙区域最低，向后逐渐抬高，直延伸至髁突颈的前缘，称为 Spee 曲线（curve of Spee）或者下颌的纵𬌗曲线。连接最后磨牙远中颊尖与该侧中切牙近中切点的连线与 Spee 曲线最低点之间的垂直距离称为 Spee 曲线的曲度，一般在 1.5mm 以下。

二、治疗计划的制订

在完成检查、诊断之后，对每个患者制定出完整的修复治疗方案。若患者条件允许，可制定多套方案，例如种植、固定义齿、可摘局部义齿，最终应选择患者同意的治疗方案。

三、医患沟通

在医生开始为患者做固定义齿之前，一定要与患者详细交代固定义齿的优缺点，做固定义齿虽然有很多优点，但缺点也很明确，需要进行牙体预备，患者是否接受；制作固定义齿的材料有多种选择，医生要详细告知每种修复材料的优缺点和费用，最终由患者自己选择修复所需材料；告知患者修复治疗过程、时间及预后等。充分的交流才能使治疗过程得以顺利地进行。

四、口腔预备

口腔预备包括修复前的处理和基牙的预备。

1. 修复前的处理　包括急性症状的处理，例如急性龋坏、牙髓炎、牙龈炎、颞下颌关节紊乱病引起的不适、不良修复体；余留牙的保留与拔除，一般牙槽骨吸收达到根 2/3 以上，牙松动达Ⅲ度者予以拔除，残根缺损达龈下，根尖病变范围广泛，治疗效果差，可考虑拔除；若基牙倾斜角度大，无法通过调磨达到共同就位道，还要考虑正畸治疗；修复前的处理还有修复前的外科处理，包括骨性隆突修整术、牙槽嵴重建术等。

2. 基牙的预备　与全冠的牙体预备原则和方法相同，需要注意的是各基牙预备体之间必须要有共同的就位道。

五、印模的制取

助手协助医师按照藻酸盐印模材料粉液比要求调拌，将调拌好的印模材料置入需要修复的上颌或者下颌托盘并铺匀；同时医师先用手指将少量印模材料提前抹在已经吹干的基牙周围及𬌗面；然后由医师将盛满印模材料的上颌或者下颌托盘就位于预备基牙区牙列之上，轻压托盘，同时用另一只手帮助患者牵拉口角整塑黏膜，使口唇黏膜包裹托盘，形成更好的软组织印模效果，待印模材凝固后取下托盘，；冷水冲洗印膜材内的残留唾液，灯光下检查是否完整。

六、暂时修复体的制作

可以在牙体预备前先取印模，牙体预备完成后，用暂时修复体制作的自凝树脂，将催化剂和基质按比例调拌均匀，放入专用针筒内（也可直接使用专用输送枪），注入印模中需制作暂时修复体的牙位及基牙直接的缺失牙位区域，自𬌗面向龈缘部分缓慢注入，注入时保持注射头浸没于树脂材料中以避免出现气泡，待树脂基本硬化后取出印模，并从印模内取出暂时修复体，修改、试戴、调𬌗、抛光，最后临时粘固。

七、试戴与粘固

询问患者上次治疗后有无异常感觉，使用临时冠咀嚼时有无咬合不适或疼痛。检查患牙基本情况后清理基牙表面，将修复体戴入预备过的患牙上并达到正确位置，可用手指稍微加力按压修复体帮助就位，不应采取敲击或让患者咬合的方法就位修复体，以免造成基牙损伤。就位后使用牙线检查邻接有无阻挡，如牙线用力压入不能通过则邻接过紧，可少量修改调磨。如牙线不用力轻松通过则邻接过松，需要返回加工厂修改。检查边缘及咬合，无误后即可对修复体粘接面进行预处理，保证修复体粘接面和基牙表面无污物污染，使用水门汀粘接剂对修复体进行永久粘固。

答案解析

●●●●目标检测

1. 下列关于固定义齿的说法，正确的是（　　）

　　A. 固定义齿是一种患者可以自行摘戴的义齿

　　B. 固定义齿的固位、稳定和支持作用不如可摘局部义齿

　　C. 固定义齿的美观性不如可摘局部义齿

　　D. 固定义齿的固位、稳定和支持作用好

　　E. 固定义齿常用于游离端缺失

2. 固定义齿的组成包括（　　）

　　A. 固位体、桥体、连接体

　　B. 固位体、桥体、基托

　　C. 桥体、连接体、基牙

　　D. 固位体、桥体、基牙

　　E. 固位体、连接体、基托

3. 下列叙述不正确的是（　　）

　　A. 固定义齿的固位体可以是嵌体、部分冠、全冠、桩冠、翼板等

　　B. 桥体即人工牙，是固定桥的人造牙部分，用以恢复缺失牙的形态和功能

　　C. 连接体是桥体与固位体之间的连接部分，应有足够的强度，不影响美观

　　D. 固定义齿由固位体、桥体、连接体、基牙四个部分组成

　　E. 固定义齿由固位体、桥体、连接体、三个部分组成

4. 固定义齿根据结构不同分为（　　）

　　A. 双端固定桥、半固定桥、单端固定桥

　　B. 双端固定桥、半固定桥、单端固定桥、复合固定桥

　　C. 半固定桥、单端固定桥、复合固定桥

　　D. 双端固定桥、半固定桥、复合固定桥

　　E. 双端固定桥、单端固定桥、复合固定桥

5. 下列关于固定义齿适应证和禁忌证的说法，错误的是（　　）

　　A. 缺失牙数目少，一般 1~2 个缺牙数目，若缺失牙为间隔缺失，也可选用固定义齿修复

B. 一般拔牙后 3 个月，牙槽嵴的吸收趋于稳定，可进行修复

C. 年龄较小，临床牙冠短，髓角高，根尖部位完全形成时，一般不能进行固定义齿修复

D. 缺牙区邻牙松动度超过Ⅱ度，牙槽骨吸收超过根长 2/3 者，可以进行固定义齿修复

E. 缺牙区邻牙松动度超过Ⅰ度，牙槽骨吸收超过根长 1/3 者，一般不选择作为基牙

（刘雅琨）

书网融合……

重点小结

微课

习题

项目二十三　可摘局部义齿修复技术 微课

PPT

学习目标

　　知识目标：通过本项目的学习，应能掌握可摘局部义齿的定义、适应证和禁忌证；熟悉可摘局部义齿的临床应用流程；了解可摘局部义齿的组成与类型。

　　能力目标：能运用可摘局部义齿的基本知识与患者进行交流。

　　素质目标：通过本项目的学习，树立爱伤和换位思考的意识。

情境导入

　　情境：患者，男，75岁，半身不遂，双侧后牙游离端缺失，要求做可摘局部义齿。

　　思考：可摘局部义齿的优缺点是什么？

　　可摘局部义齿是牙列缺损的修复方法之一，它利用天然牙和（或）义齿覆盖的黏膜及骨组织作为支持和固位，用人工牙和基托恢复缺失牙和相邻软硬组织的形态和功能，是患者能够自行摘戴的一种修复体。

　　牙列缺损的修复方法一般有固定义齿、可摘局部义齿、种植义齿三大类。与固定义齿相比，可摘局部义齿具有许多优点：制作时磨除基牙牙体组织少；患者可自行摘戴，义齿便于清洗，能够较好地保持口腔卫生；制作简单、易于修理、费用较低，仍被广泛采用。但由于可摘局部义齿体积大，部件多，患者初戴时常有异物感，有时会影响发音，甚至引起恶心，其固位、稳定和支持及美观效果不如固定义齿及种植义齿好，因此对于修复效果要求比较高的患者，可摘局部义齿很难满足要求。

任务一　可摘局部义齿的组成与类型

一、可摘局部义齿的组成

　　可摘局部义齿由人工牙、基托、固位体和连接体组成（图7－30）。

（一）人工牙

　　人工牙是义齿结构上代替缺失天然牙的部分，恢复缺失牙的外形及咀嚼和发音功能。

1. 人工牙的种类

　　（1）根据制作材料不同分类　可分为树脂塑料牙、瓷牙、金属牙和金属塑料结合牙四种。

　　（2）根据人工牙牙合面形态不同分类　可分为解剖式牙、非解剖式牙和半解剖式牙。解剖式牙的牙尖斜度为30°～33°；非解剖式牙的牙尖斜度为0°；半解剖式牙的牙尖斜度为20°左右。

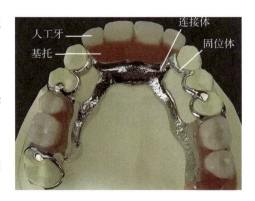

图7－30　可摘局部义齿的组成

（3）根据制作方法分类　可分为成品牙和个别制作牙。

（4）根据人工牙与基托连接方式分类　可分为化学连接（树脂塑料牙）、机械连接（瓷牙）、混合连接（金属殆面、舌面牙）等。

2. 人工牙的选择　人工牙的选择分为前牙和后牙的选择。人工前牙的选择要尽量满足美观和发音功能，并恢复一定的切割功能，常选用成品的树脂牙，注意个性化的处理，前牙的选择要充分与患者进行沟通，取得患者的同意和认可；人工后牙的选择要以恢复咀嚼功能为主，一般选择硬度大、耐磨的硬质塑料牙或金属牙。

（二）基托

基托是可摘局部义齿的一部分，具有连接、修复缺损、传递殆力、固位及稳定的作用。

1. 基托的种类　根据基托材料的不同可分为塑料基托、金属基托、金属塑料联合基托。

2. 基托的要求

（1）足够的伸展范围　根据缺牙的部位、数目，基牙的健康情况，牙槽嵴的吸收程度，殆力的大小等情况决定。例如，一般前牙缺失，若牙槽嵴丰满，唇侧可不放基托。修复上颌牙列缺损时，若为后牙游离端缺失，义齿基托后缘应伸展到翼上颌切迹，后缘中部位于软硬腭交界处后方的软腭上，两侧盖过上颌结节。修复下颌牙列缺损时，下颌基托后缘盖过磨牙后垫的1/3～1/2。基托边缘不应进入组织倒凹区，不能妨碍唇颊侧活动。

（2）厚度适宜　树脂塑料基托厚度一般不少于2mm，金属基托厚度一般为0.5～1mm。

（3）基托与基牙及黏膜的接触关系　缺牙区的基托不能进入基牙邻面倒凹区，近牙龈处及骨突、骨尖处要做适当缓冲。

（4）基托的美学要求　基托磨光面外形要光滑美观，便于自洁。基托牙根位置要形成隐约可见的牙根长度和外形。在腭面形成腭隆突、腭皱形态等。

（三）固位体

固位体是可摘局部义齿的重要组成部件之一，具有能够抵抗食物黏着力及唇颊舌软组织运动时所产生的脱位力的作用。固位体的主要功能有固位、支持和稳定。

1. 固位体的种类　根据固位体作用的不同分为直接固位体和间接固位体。

（1）直接固位体　放在主要的基牙上，防止义齿在受到殆向脱位力时向殆向脱位，是起主要固位作用的固位体。根据放置在基牙位置上的不同，分为冠外固位体和冠内固位体。冠外固位体中的卡环固位体在临床中比较常用。

（2）间接固位体　辅助直接固位体起到固位作用，防止义齿发生翘起、旋转、摆动和下沉的固位体。可作为间接固位体的部件有支托（殆支托、切支托、舌隆突支托）、附加卡环、金属舌板、金属双舌杆、延伸基托等。

2. 固位体的要求　固位体设计最主要的要求就是要有一定的固位，也就是义齿在行使功能时，不会发生脱位，并且在非功能状态时，对基牙不产生静压力。固位体还要符合生物学要求和美学要求，对口腔内软硬组织无毒无害，尽量少暴露金属，特别是前牙。

（四）连接体

连接体将义齿的各个部分连成一个整体，一般是金属铸造的，有一定的强度和刚性，具有分散和传递殆力的作用。

1. 连接体的种类　分为大连接体和小连接体。

（1）大连接体　又称连接杆，主要有腭杆、腭板、舌杆、舌板等。大连接体的主要作用就是将义齿各部分连接成一个整体，传递并分散殆力，还可代替腭部或舌侧基托，增加义齿强度，减少异物感。

（2）小连接体 其作用是把义齿上各部件（卡环、支托等）与大连接体相连接。小连接体与大连接体呈垂直连接。

2. 连接体的要求 连接体应具有一定的刚性，无弹性，强度好，边缘圆钝。在义齿具有足够的固位、稳定和支持前提下，尽量缩小连接体的体积，减少义齿体积，减轻患者异物感。在龈缘或骨性隆突处离开少许，做缓冲，防止压伤软组织。不能进入软硬组织倒凹区，以免影响就位。

二、可摘局部义齿的类型

1. 按义齿制作方法和材料分类 可分为铸造支架式可摘局部义齿和塑料胶连式可摘局部义齿。铸造支架式可摘局部义齿为铸造金属大连接体代替部分塑料基托，例如代替上颌腭部基托或下颌舌侧基托，义齿体积明显减少，强度高，稳定性好，美观舒适，但是费用相对较高；塑料胶连式可摘局部义齿部分或大部分为塑料树脂制作。

2. 按支持方式分类 可分为牙支持式、黏膜支持式、牙与黏膜混合支持式可摘局部义齿。牙支持式可摘局部义齿，缺隙两端均有基牙，义齿所受的𬌗力全部传递到基牙上；黏膜支持式可摘局部义齿，所受的𬌗力主要传递到黏膜及其下方的牙槽骨，适用于缺牙比较多，余留牙条件差的病例；混合支持式义齿，义齿所受的𬌗力传递到基牙和黏膜及下方牙槽骨，多适用于后牙游离端缺失的病例。

任务二 可摘局部义齿的适应证与禁忌证

一、可摘局部义齿的适应证

（1）适用于各种牙列缺损，从单颗牙齿缺失到仅剩单颗牙齿，特别是后牙游离端缺失，均可用可摘局部义齿修复。由于牙周病、外伤或肿瘤等造成的牙槽骨、颌骨和软组织缺损也可用可摘局部义齿来修复，基托可修复缺失的软硬组织。

（2）过渡性义齿，牙齿拔除后，拔牙创未愈合，可以使用可摘局部义齿恢复咀嚼功能美观。

（3）咬合重建，如𬌗面重度磨耗或后牙牙齿缺失比较多，颌间距离变短，可选择可摘局部义齿，帮助升高颌间距离以恢复面部垂直高度。

（4）牙周夹板，牙周病牙齿松动需要做牙周夹板固定松动牙，可选用可摘局部义齿来固定松动牙。

（5）身体条件差，患者年龄比较大，或者患有全身系统性疾病不能耐受牙体预备或种植义齿的，可选用可摘局部义齿修复。

二、可摘局部义齿的禁忌证

（1）对于修复空间过小，影响义齿强度和固位者，不建议佩戴可摘局部义齿。

（2）基牙形态异常，例如呈锥形，不能为义齿提供足够固位者。

（3）对于生活不能自理或患有精神障碍者，例如癫痫，不能自行摘戴和自行保管清理义齿，不建议佩戴可摘局部义齿。

（4）对于义齿材料过敏或不能忍受义齿异物感的患者，也不适宜制作可摘局部义齿。

任务三　可摘局部义齿的应用流程介绍

可摘局部义齿的应用流程包括修复前的检查、治疗计划的制定、医患沟通、口腔预备、印模的制取、试戴。

一、修复前的检查

（一）病史采集

病史采集主要询问患者的主诉及系统病史和口腔既往史，询问缺牙的原因和时间，由于做可摘局部义齿的患者年龄较大，一般都有口腔修复治疗史，若有口腔修复治疗史，还应询问原义齿的修复效果以及对修复治疗的要求。还要特别注意患者的全身系统疾病，是否能够制作可摘局部义齿。

（二）口腔临床检查

1. 一般检查

（1）口内检查　详细检查缺牙的部位和数目，缺牙间隙牙槽嵴的丰满度，是否有骨尖、松软黏膜、倒凹等；检查余留牙的健康状况，例如是否有牙体、牙髓、牙周病变，牙冠的形态、殆龈高度等，为选择基牙作准备。

（2）原有修复体检查　若患者口内有修复体，还要对口腔内原有修复体进行检查，检查旧义齿的咬合、密合度、稳定性、对相邻软硬组织是否有不良刺激和损伤。

（3）颞下颌关节检查　特别是对于多颗后牙游离端缺失的牙列缺损患者，引起垂直距离降低，需要检查颞下颌关节是否发生变化。

2. 特殊检查　包括模型检查和 X 线检查。对于双侧后牙游离端缺失的患者，颌位关系发生变化，需要上殆架；通过模型观察可确定义齿的就位道；用模型跟患者进行交流更加直观，便于患者理解。X 线检查能够检查到口内检查不易发现的邻面龋，牙根的情况及缺隙区牙槽嵴情况等。

二、治疗计划的制定

在完成检查、诊断之后，对每个患者制定出完整的修复治疗方案，可能达到的效果和预后。

三、医患沟通

通过检查发现患者口腔内的问题，认真详细地与患者沟通，由于做可摘局部义齿的患者年龄较大，交流的过程更应该耐心、仔细，让患者对自己的病情充分地知情，了解患者的治疗要求，并实事求是地告知可摘局部义齿所能达到的修复效果，这样才能建立信任关系，患者在治疗过程中会积极配合医生，治疗效果和满意度增加，减少医患纠纷。

四、口腔预备

口腔预备包括缺牙间隙的处理和基牙的预备。

1. 缺牙间隙的处理　包括处理缺牙区残根、骨尖、骨突、倒凹；缺牙区软组织的处理，例如唇颊系带、松软黏膜。

2. 基牙的预备　包括对伸长或倾斜基牙的调磨；支托凹、隙卡沟、导平面的预备。

五、印模的制取

虽然数字化印模飞速发展，但很多情况还需要制取印模，可摘局部义齿的印模要求：基牙及余留牙形态准确，余留牙周围、缺牙区牙槽嵴及义齿所覆盖的所有区域要完整、精确。

六、试戴

可摘局部义齿完成后，要求义齿在口内能够顺利戴入和取出，若不能顺利戴入和取出要仔细查找问题，进行简单调改或返工重新制作；还要检查义齿在静止状态和行使功能时的固位情况；检查咬合是否正常，一般初戴义齿时建议患者自带一些食物，例如苹果等，检查咀嚼功能。

七、医嘱

（1）初戴义齿有异物感，有时还可影响发音，需 1~2 周适应。

（2）摘戴义齿应耐心练习，不宜强力戴入或用牙咬合就位，以免卡环变形或义齿折断。

（3）初戴义齿后，先练习吃软食，循序渐进，慢慢适应。

（4）初戴义齿后可能会有黏膜压痛现象，复诊前 2~3 小时应戴上义齿，以便医生能够准确找到压痛点，以利修改。

（5）饭后及睡觉前取下清洗干净，最好夜间不戴义齿，放在冷水或义齿清洗液中，切忌放在开水和乙醇溶液中。

（6）若戴入义齿后有不适的地方，应及时到医院复诊，不要自行修改。

（7）义齿戴入后最好每半年到一年复诊一次。

知识链接

可摘局部义齿的清洗

餐后将可摘局部义齿摘下用流水冲洗，用软毛牙刷进行局部的清洁，充分将可摘局部义齿表面的食物残渣和菌斑刷干净。在晚上睡觉时一般不建议佩戴可摘局部义齿，取下来在冷水里面进行浸泡清洗，或者可使用可摘局部义齿的护理专用泡腾片进行清洗护理，不可高温煮沸消毒，这样一方面有助于保证可摘局部义齿不变形，另一方面可以保证可摘局部义齿表面没有细菌沉积，保证可摘局部义齿的卫生，防止与佩戴可摘局部义齿相关的口腔黏膜疾病的发生。

目标检测

答案解析

1. 下列关于可摘局部义齿的叙述，不正确的是（　　）

　　A. 患者可自行摘戴

　　B. 其舒适度和美观性优于固定义齿

　　C. 适应证比较广泛

　　D. 患者异物感比较强，有的甚至出现恶心

　　E. 一般体积比较大，部件比较多

2. 可摘局部义齿的组成包括（　　）

　　A. 人工牙、基托、固位体、连接体

B. 人工牙、基托、固位体、桥体

C. 人工牙、基托、连接体、基牙

D. 基托、连接体、基牙、桥体

E. 连接体、基牙、桥体、固位体

3. 半解剖式人工牙的牙尖斜度为（   ）

A. 0°   B. 20°   C. 33°

D. 5°   E. 40°

（刘雅琨）

书网融合……

重点小结　　　　　　　微课　　　　　　　习题

PPT

项目二十四　隐形义齿修复技术

学习目标

知识目标：通过本项目的学习，应能掌握隐形义齿的设计；熟悉隐形义齿的定义；了解隐形义齿缺失区域的美学设计。

能力目标：具备设计隐形义齿的能力。

素质目标：通过本项目的学习加强理论联系实际的能力。

情境导入

情境：小强打篮球时不慎摔倒导致中切牙缺失，图便宜在街边找了个牙医修复，治疗完成后发现金属卡环位于前牙唇面，十分影响美观。

思考：1. 牙医对于小强的修复是否合适？
　　　2. 正确的修复方法是什么？

任务一　隐形义齿的材料

一、隐形义齿概述

隐形义齿（concealed denture）又称弹性义齿（flexible denture），是可摘局部义齿的一种，它采用高弹性、抗折力强的材料取代传统可摘活动义齿的金属卡环和塑料基托部分，其色泽接近天然牙龈组织，用这种材料制作的可摘局部义齿不再因为金属颜色影响美观性能，修复效果较逼真，能实现更好的美观性能。

二、隐形义齿的材料

制作隐形义齿的树脂材料与传统的树脂基托材料聚甲基丙烯酸甲酯相比，其有一定的弹性，允许材料进入基牙的倒凹区。早期的隐形义齿材料主要是聚酰胺类（尼龙），这种材料弹性好、抗折力强、颜色淡红，与牙龈组织的色泽相近，但该材料存在不易抛光和破损后不易修补等不足。目前市场上出现了一些新型的隐形义齿材料，如 Vitaflex 材料和 ESB 材料。这些新材料具有一定的弹性，透明度高，色泽的稳定性好，容易打磨抛光，缺损后可以在技工室或牙科诊所内进行重衬和修补，弥补了尼龙类隐形义齿材料不可修补的缺陷。

任务二　隐形义齿的设计

一、固位体的设计

良好的固位和稳定是义齿发挥功能的前提。隐形义齿的卡环实际上是树脂基托的延伸，隐形义齿依靠基托材料的弹性能够进入基牙倒凹区，从而产生有利于义齿固位的卡抱力，同时，基托进入基牙倒凹区形成的制锁力也有利于义齿获得稳定的固位。根据缺失牙的部位、数目，基牙和牙槽嵴情况的不同，卡环设计的类型也多种多样。常见的卡环设计类型如下。

1. 围卡 卡环围绕基牙颊侧或舌侧颈部，其前端进入倒凹区并向相应牙槽嵴伸展，卡环固位力最强，使用最多，可用于前后牙缺失（图7-31）。

2. 圈卡 围绕基牙一周的卡环，多见于孤立的基牙或关闭邻间隙时使用（图7-32）。

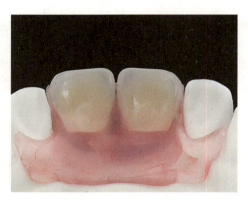

图7-31　围卡

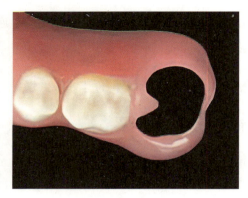

图7-32　圈卡

3. 壁卡 位于基牙唇、颊侧颈部的三角形卡环，看似增大的牙龈乳头，主要用于前牙缺失或基牙为前牙者（图7-33）。

4. 叶状卡 可视为壁卡的变异。卡环外形线自缺隙处基托开始，在基牙颈部约1mm外沿颈缘向前，延伸到近远中径的1/3或1/2处，然后向下经牙龈部呈叶片状卡环。此卡环戴入口内隐蔽性好，固位力比壁卡大，尤其适用于基牙唇、颊侧倒凹小或无倒凹者（图7-34）。

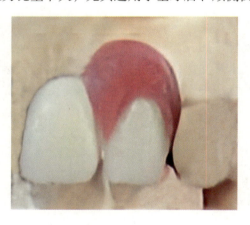

图7-33　壁卡

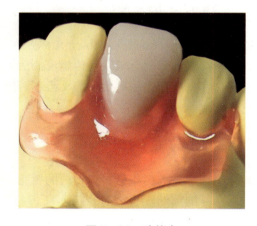

图7-34　叶状卡

5. 分裂卡 可视为围卡的变异，在卡环与基托之间形成与基牙牙冠长度相当的裂隙，在龈方部分连接，适用于颊舌向倾斜较大的基牙。当义齿戴入时，卡环通过基牙时，卡环与基托分裂开，义齿就位后卡环恢复原状。

6. 锚卡 牙槽嵴过分突起时，可将牙槽嵴突起处基托去除，在其下方的牙槽嵴倒凹区形成手指状基托（图7-35）。

7. 杆状卡环 当必须在远离缺牙区的自然牙列内设置卡环时，可将传统的隙卡改为杆状卡环，即卡环从舌外展隙越过𬌗外展隙进入颊外展隙形成杆状，类似邻间沟，该卡环既美观又不影响固位，但在越过𬌗外展隙处要比传统卡环稍厚（图7-36）。

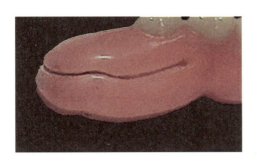

图 7 – 35　锚卡

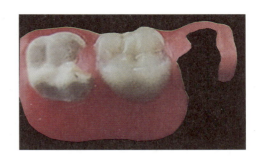

图 7 – 36　杆状卡环

二、缺失区域的美学设计

1. 单个或少数前牙缺失　一般于邻牙上设叶状卡，舌腭侧以基托对抗。腭侧基托尽量小，后缘隐于第一腭皱的凹陷处，以减少异物感。

2. 多数前牙缺失　除在邻牙上设叶状卡外，还可在远离缺隙的基牙上设杆状卡或传统卡环，以加强固位和减轻邻牙负荷。

三、支持的设计

一般前牙区采用黏膜支持，在处理磨牙区牙列缺损及牙列大部分缺损的病例时，根据情况在基牙上设计隐形树脂支托、铸造支托或扁钢丝支托，以免义齿受力下沉（图 7 – 37）。也可采用弹性树脂与传统 PMMA 树脂及铸造支架联合设计的方式（图 7 – 38），分散殆力并达到良好的修复效果。

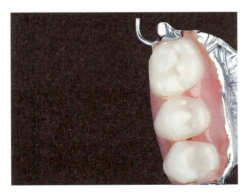

图 7 – 37　隐形义齿与铸造支托设计

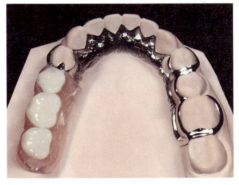

图 7 – 38　隐形义齿与铸造支架联合设计

知识链接

隐形义齿的工艺流程

隐形义齿工艺是一种现代的、高精度的义齿制作技术，它能够在不损害牙齿外观的情况下恢复牙齿的功能和美观。首先利用计算机软件根据患者的口腔数据进行义齿的设计。在数字化设计完成后根据设计结果制作义齿模具，准确复制牙齿的形状和位置。使用模具采用高分子材料制作具有良好透明度和韧性的义齿托盘并根据托盘的形状和尺寸采用高分子材料制作具有良好透明度和强度的义齿。最后对义齿进行调整和装配，确保义齿的舒适度和稳定性。

目标检测

答案解析

1. 下列关于隐形义齿说法，正确的是（　　）
    A. 戴和不戴没有区别
    B. 影响美观
    C. 固位能力比固定义齿强
    D. 又称弹性义齿
    E. 修复效果差

2. 下列关于隐形义齿材料的说法，错误的是（　　）
    A. 隐形义齿有一定的弹性
    B. 隐形义齿的材料可以进入基牙的倒凹区
    C. 隐形义齿的材料透明度高
    D. 隐形义齿的材料容易修补
    E. 隐形义齿的材料不易抛光

3. 不属于隐形义齿卡环设计类型的是（　　）
    A. RPI 卡环组　　　　　B. 壁卡　　　　　　　C. 围卡
    D. 锚卡　　　　　　　　E. 分裂卡

（周　谧）

书网融合……

重点小结

微课

习题

PPT

项目二十五　全口义齿修复技术 微课

学习目标

知识目标：通过本项目的学习，应能掌握全口义齿的固位；熟悉全口义齿的结构；了解全口义齿的戴牙指导。

能力目标：能够对患者进行全口义齿的戴牙指导。

素质目标：通过本项目的学习，树立关爱患者的意识。

情境导入

情境：周爷爷已经80高龄，全口牙齿都已经掉光，一直都没有进行过口腔治疗，觉得自己在剩余不多的时间里不应该花费冤枉钱来进行治疗。

思考：1. 周爷爷的想法是否正确，为什么？

2. 对于周爷爷的口腔情况应采取什么治疗方法？

任务一　全口义齿的结构

全口义齿由人工牙和基托两部分构成。基托和人工牙共同构成义齿的三个表面（图7-39）。对义齿的支持、固位、稳定和舒适有很大影响。

1. 组织面　是指义齿基托与相应口腔黏膜接触的表面。两者之间必须紧密贴合才能形成吸附力和负压力，使义齿在口腔中获得良好固位。

2. 磨光面　与唇、颊、舌黏膜接触的义齿表面为磨光面。磨光面的形态应与唇、颊、舌功能运动相适宜，成为唇、颊、舌软组织的依靠，在功能活动中受力平衡。磨光面应利于自洁，美观舒适。组织面与磨光面间为基托边缘，唇侧、颊侧、舌侧的边缘厚度受牙槽嵴吸收程度的影响，平均厚度为1.5~2.5mm。牙槽嵴丰满，边缘厚度薄；牙槽嵴吸收多，边缘厚度厚。边缘充满整个黏膜转折，具备隔离空气的封闭效果。上腭部基托的后缘较薄，感受舒适。下颌磨牙后垫后缘形成与翼下颌皱襞吻合的形态，利于后缘封闭。

3. 咬合面　是指上下颌人工牙咬合接触的面，主要有咀嚼功能。咬合面影响下牙列的对位关系、咬合接触以及受力平衡。咀嚼产生的𬌗力使黏膜压缩，骨面产生支持力，只有咬合平衡、黏膜与骨均匀受压，才不会出现疼痛，并获得良好的支持。

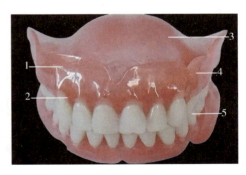

1. 基托; 2. 人工牙; 3. 组织面; 4. 磨光面; 5. 咬合面

图7-39　全口义齿

任务二　全口义齿的固位

全口义齿的固位装置是义齿的基托。固位力是吸附力、大气压力和表面张力等物理作用的结果。

一、全口义齿的固位原理

（一）吸附力

吸附力是指两种物体分子之间相互的吸引力，包括附着力和内聚力。附着力是指不同分子之间的吸引力。内聚力是指同种分子之间的吸引力。全口义齿基托组织面与唾液间、唾液与黏膜间产生的附着力，以及唾液分子之间的内聚力，使全口义齿获得固位。

（1）吸附力的大小与基托和黏膜之间的接触面积和密合程度有关。接触面积越大，越密合，其吸附力也就越大。

（2）吸附力的大小与唾液的质和量有关。如果唾液的黏稠度适中，流动性小，则可加强附着力和内聚力，而增强义齿的固位。

（二）大气压力

根据物理学原理，当两个物体之间产生负压，周围空气不能进入时，外界的大气压力将两个物体紧压在一起，只有在使用一定的力量破坏负压之后，两个物体才能分开。同理，全口义齿基托边缘与周围的软组织保持紧密的接触，形成良好的边缘封闭，使空气不能进入基托与黏膜之间，在基托与黏膜之间形成负压。在大气压作用下，基托和黏膜组织密贴而使义齿获得固位。

（三）表面张力

液体分子间互相吸引，在液体表面形成内聚作用，使液面收缩的力叫表面张力。全口义齿基托边缘与黏膜之间通过唾液的表面张力，来防止空气进入基托与黏膜表面之间，使基托紧贴黏膜，获得良好的边缘封闭效果，从而使基托与黏膜之间的吸附以及基托表面的大气压力产生作用，成为义齿的固位力。

二、影响义齿固位的有关因素

1. 颌骨的解剖形态　影响基托面积，从而影响固位力的大小。固位力的大小与基托面积大小成正比。因此，颌弓宽大，牙槽嵴高而宽，腭穹隆高而深，则义齿基托面积大，固位作用好。

2. 口腔黏膜的性质　若黏膜的厚度适宜，具有一定的弹性和韧性，则基托组织面与黏膜易于密合，边缘也易于获得良好的封闭，有利于义齿固位。

3. 基托边缘伸展的范围　基托边缘的伸展范围、形状和厚度，对义齿的固位非常重要。在不影响周围组织正常生理活动的情况下，基托边缘应充分伸展，并与移行黏膜皱襞紧密接触，以获得良好的封闭作用，对抗义齿的脱位。除以上因素外，唾液的性质和重力作用也会影响义齿的固位。

任务三　全口义齿戴牙指导

在全口义齿初戴时，医嘱如下。

1. 增强患者信心　初戴义齿时有异物感，甚至出现恶心、发音不清、不会吞咽唾液等现象。要事先让患者知晓，有充分的思想准备。帮助患者建立信心，坚持将义齿戴在口中练习使用。

2. 纠正不良咬合习惯　初戴义齿时，患者多有咬合困难，从而影响义齿的固位和咀嚼功能。这多是因患者长期缺牙，或长期戴用不合适的旧义齿，造成下颌习惯性前伸或偏侧咀嚼。应教会患者先做吞咽动作再做后牙咬合动作。

3. 进食练习　开始使用时先吃软的、小块食物，咀嚼要慢，用两侧后牙咀嚼食物，不要用前牙咬碎食物。锻炼一段时间后，逐渐吃一般食物。

4. 义齿的保护　每次进食后要摘下义齿，用冷水冲洗或牙刷刷洗后再戴上，以免食物残渣积存在基托组织面，刺激口腔黏膜，影响组织健康。晚上睡觉时应将义齿摘下并浸泡于冷水中，可使义齿承托区组织得到适当的休息。每天至少应用牙膏彻底刷洗清洁义齿一次，最好能做到每次饭后都刷洗。

知识链接

全口吸附性义齿

全口吸附性义齿更专业的说法是生物功能性全口义齿。是利用充分的边缘扩展，以及材料的注塑工艺获得更好的边缘密闭性，在黏膜上的力量更强。此类义齿适合于口腔牙槽嵴条件比较差，不适合做普通全口义齿的患者，以能够恢复患者的面部外观和咀嚼能力。全口吸附性义齿的制作较普通全口义齿复杂，技术要求也更高，但是制作速度快，当天即可完成。

目标检测

答案解析

1. 下列属于全口义齿结构的是（　　）

　　A. 人工牙　　　　　　　B. 全冠固位体　　　　　　C. 卡环

　　D. 嵌体　　　　　　　　E. 以上均错误

2. 下列不属于全口义齿固位力的是（　　）

　　A. 吸附力　　　　　　　B. 大气压力　　　　　　　C. 表面张力

　　D. 下颌义齿重力　　　　E. 上颌义齿重力

3. 下列关于全口义齿初戴的说法，错误的是（　　）

　　A. 初戴义齿时有异物感，甚至出现恶心、发音不清、不会咽唾液等现象

　　B. 初戴义齿时，患者多有咬合困难

　　C. 告知患者先吃软的、小块食物，咀嚼要慢

　　D. 进食后需及时清洁义齿

　　E. 睡前不应取下义齿

（周　谧）

书网融合……

重点小结　　　　　　　　微课　　　　　　　　习题

项目二十六　活动 – 固定联合义齿修复技术

学习目标

知识目标：通过本项目的学习，应能掌握活动 – 固定联合义齿的组成和类型；熟悉活动 – 固定联合义齿的适应证和禁忌证；了解活动 – 固定联合义齿的临床应用流程。

能力目标：能运用固定义齿的基本知识与患者进行交流。

素质目标：通过本项目的学习，树立以患者为中心的职业素养。

情境导入

情境：患者要求做套筒冠义齿。

思考：套筒冠义齿的适应证有哪些？

活动 – 固定联合义齿修复是指修复体的一部分固定在基牙上，另一部分与可摘局部义齿相连接，二者之间靠摩擦力、磁体的吸力或弹簧力等固位，例如附着体义齿、套筒冠义齿。由于修复体既有固定部分又有活动部分，所以兼具固定义齿和可摘局部义齿的稳定、舒适、体积比较小并且适应证范围广等优点，适用于缺失牙数目比较多，不能用固定义齿直接修复，而患者的修复要求还比较高的情况下。本项目重点介绍附着体义齿和套筒冠义齿。

任务一　活动 – 固定联合义齿的组成与类型

一、活动 – 固定联合义齿的组成

（一）附着体义齿的组成

附着体义齿由附着体、桥体、人工牙、基托、连接体等各部分组成（图 7 – 40）。其中桥体、人工牙、基托、连接体同固定义齿修复和可摘局部义齿修复相同，本节重点讲附着体。

附着体是由阴性和阳性两部件组成的，阳性部件一般为栓体，阴性部件为栓道，两部分组成精密嵌合体。阳性部件固定在口腔中的牙冠、牙根或种植体上，阴性部件与修复体的桥体或基托密切结合，两者之间靠机械方式连接，可摘局部义齿通过附着体的连接可以自行摘戴。附着体的阳性和阴性部件除了靠栓体栓道这种机械方式连接外，还可以靠磁体的吸力来连接。附着体在附着体义齿中起到固位和支持作用。

（二）套筒冠义齿的组成

套筒冠义齿由套筒冠固位体、人工牙或桥体、基托、连接体等部件组成（图 7 – 41）。

套筒冠由内冠和外冠组成。其中金属内冠固定在基牙上，外冠与可摘局部义齿其他组成部分连接成一个整体，义齿靠内外冠之间有一定锥度的高度密合嵌合作用产生固位力。内冠一般为金属材料，并且内外冠均有一定的锥度。

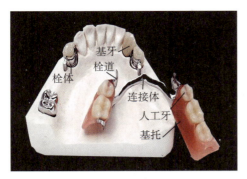

图 7 - 40　附着体义齿的组成

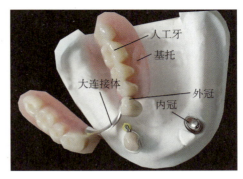

图 7 - 41　套筒冠义齿的组成

二、活动－固定联合义齿的类型

（一）附着体义齿的类型

附着体义齿根据附着体分类依据不同，类型也不同。

1. 根据附着体的精密程度分类　可分为精密附着体和半精密附着体。精密附着体的阴阳结构均为金属成品件，两部分结构密切吻合。它们通过焊接或粘接等方法固定在基牙和义齿上。

2. 根据附着体与基牙放置的位置关系分类　分为冠内附着体、冠外附着体和根面附着体。

3. 根据附着体之间的结合形式分类　分为刚性附着体和弹性附着体。

4. 根据附着体的固位方式分类　分为机械式附着体和磁性附着体。

5. 根据附着体制作工艺分类　分为成品附着体和自制附着体。

6. 根据附着体的形态分类　分为杆卡式、按扣式、球帽式附着体。

知识链接

磁性附着体

磁性附着体是利用磁性材料的磁力将修复体吸附到基牙或种植体上，使修复体获得固位和稳定的装置，通常由一个安置在患者口内余留牙根或种植体上的衔铁和一个设置在义齿基托上的磁体两部分组成，利用两者间的磁引力使义齿牢固地保持在患者的牙槽嵴上。磁性附着体突出的特点是在修复体摘戴或行使功能时，能减小基牙或种植体所受的侧向力和损伤力，有利于基牙或种植体骨界面的健康。

（二）套筒冠义齿的类型

1. 根据内外冠形态分类　分为内外冠壁平行套筒冠、圆锥形套筒冠、不规则形套筒冠等，其中圆锥形套筒冠最为常见。

2. 根据制作材料和工艺分类　分为金属套筒冠、金属烤瓷套筒冠、金属树脂套筒冠。

任务二　活动－固定联合义齿的适应证与禁忌证

1. 活动－固定联合义齿的适应证　附着体义齿的适应证比较广，在临床上可用于各种类型的牙列缺损，尤其是多颗牙齿缺失，传统可摘局部义齿固位不良者更适合做附着体义齿；另外还可以对牙列缺失进行修复,利用在种植体上做附着体固位的种植覆盖义齿修复。

套筒冠义齿的适应证包括口内多数牙缺失,余留牙较少并且条件不好时,如:残根残冠、伸长倾斜、牙周炎等;口腔修复中需要殆重建时;颌骨及牙列缺损等都可采用套筒冠义齿修复。

2. 活动 - 固定联合义齿的禁忌证　牙周病未治疗或没有得到控制、年轻恒牙、龋病等同其他义齿禁忌证相同。

任务三　活动 - 固定联合义齿的应用流程介绍

活动 - 固定义齿的应用流程包括修复前的检查、治疗计划的制定、医患沟通、修复体的设计、口腔预备、印模的制取、义齿制作、试戴与粘固、医嘱。

一、修复前的检查

采用活动 - 固定联合义齿修复牙列缺损或牙列缺失前,应充分了解患者对修复体的治疗要求和预期效果,一般采用活动 - 固定联合修复的患者,会有可摘局部义齿修复治疗史,对其修复效果不满意,或本身口腔条件不能进行固定修复,但对修复效果要求比较高的患者,因此临床检查在一般初诊检查的基础上还应重点检查以下几项内容。

1. 口腔卫生状况　活动 - 固定联合修复中固位体附件相对比较多,结构较常规义齿复杂,若口腔卫生差,会影响修复体和口腔余留组织的健康,因此在修复之前要对口腔卫生进行处理和监督,待口腔卫生维护良好后再进行修复治疗。

2. 牙列缺损情况　检查缺牙的位置、数目等。

3. 缺牙区的检查　检查缺牙区牙槽骨状况及殆龈距离,缺牙区黏膜有无炎症或组织病变等。

4. 基牙的检查　检查基牙牙体组织是否有龋坏、牙周病,是否有松动,观察基牙的外形,是否倾斜、伸长,若倾斜伸长,修复前是否需要一定的调磨。

5. 余留牙的检查　检查余留牙的位置、数目,是否发生倾斜或伸长,有无松动等。

6. 颌位关系的检查　检查覆殆覆盖,正中、前伸、侧向颌位、是否有早接触或殆干扰,必要时可以取模型上殆架,认真分析。

二、治疗计划的制订

在完成检查、诊断之后,对每个患者制定出完整的修复治疗方案。对于多颗牙缺失的牙列缺损患者,一般可以有多种修复方案,例如可摘局部义齿、活动 - 固定联合义齿、种植义齿,最终应选择患者同意的治疗方案。

三、医患沟通

经过检查诊断之后,对每种修复体的优缺点、修复时间和所需费用应实事求是地告知患者,最终选择权落到患者手中,一旦确定采用活动 - 固定联合义齿修复,还应详细告知患者修复的设计方案、采用固位体的形式、每种固位体的价格及在修复治疗中会出现的情况等,从而得到患者的理解和配合。

四、义齿的设计

义齿的设计包括基牙的选择、固位形式的设计（附着体或套筒冠等）、基托及连接体的设计等。

1. 附着体义齿的设计　缺失牙数目较少时，可选用刚性冠内或冠外附着体。缺失牙数目较多时，如一侧下颌磨牙缺失，附着体义齿必须连接到对侧，稳固义齿。双侧末端游离牙缺失时，需选用缓冲型附着体，减少基牙负荷。

2. 套筒冠义齿的设计　套筒冠义齿对基牙牙冠要求不高，牙冠只要能完成内冠牙体预备者都能作为基牙。套筒冠内冠轴面应有适当内聚度，各面平整光滑，交角圆钝。非缓冲型固位体的内外冠之间应密合，保证固位体的固位力；缓冲型固位体的内、外之间应保持一定间隙，便于缓冲。缺牙数目少、基牙条件尚好、非末端游离缺损，可选择基牙支持式套筒冠义齿；缺牙数目多、基牙条件差，可选择混合支持式套筒冠义齿。

五、口腔预备

口腔预备包括修复前的处理和基牙的预备。

（一）修复前的处理

修复前的处理包括缺牙、基牙及余留牙的处理。缺牙区的处理同其他义齿修复相同；基牙和余留牙的处理包括龋齿、牙髓病、根尖周病、牙周病等的治疗。

（二）基牙的预备

根据固位形式不同，基牙预备设计和操作也不同，以附着体和套筒冠为例，介绍基牙的预备。

1. 附着体基牙的预备　分为冠外预备、冠内预备及根内预备三种。冠外附着体基牙的预备，与全冠牙体预备相似，根据不同材料牙体预备量不同；冠内附着体基牙预备，根据附着体的类型不同预备的形态和预备量不同，如栓体栓道附着体，基牙预备时要预备出附着体阴性结构的空间；根内附着体基牙预备，主要有两个步骤，一个是根管桩的预备，与桩核冠的预备相同，另一个是靠近牙颈部的根面预备，根据所选择附着体的类型而定。

2. 套筒冠基牙的预备　套筒冠内外冠之间根据临床设计分为两种，一种是非缓冲型，内冠轴面和𬌗面与外冠组织面紧密嵌合，没有间隙；另一种是缓冲型，为内外冠各面与外冠之间有间隙，一般轴面 0.03mm，𬌗面 0.3mm。牙体预备时，内冠牙体预备与全冠相同，根据材料不同牙体预备量不同，外冠的大小就依据临床设计而制作。

六、印模的制取

助手按照藻酸盐粉液比要求调拌印模材料，将调拌好的印模材料上到托盘上；同时术者先用手指将少量印模材料抹在预备体周围（防止预备体周围形成印模缺少、缺陷等）和后牙𬌗面（防止印模𬌗面部位出现气泡等）；然后由术者将盛满印模材料的托盘就位于预备模型上，待印模材料凝固后取下印模，检查是否合格。

七、暂时修复体的制作

活动－固定联合义齿若采用套筒冠来做固位，需要在牙体预备后制作暂时修复体对基牙及其软组织进行保护。在牙体预备前先取印模，牙体预备完成后，用暂时修复体制作的自凝树脂，将催化剂和基质按比例调拌均匀，放入专用针筒内（也可直接使用专用输送枪），注入印模中需制作暂时修复体的牙位，自殆面向龈缘部分缓慢注入，注入时保持注射头浸没于树脂材料中以避免出现气泡，待树脂基本硬化后取出印模，并从印模内取出暂时修复体，修改、试戴、调殆、抛光，最后临时粘固。

八、试戴与粘固

活动－固定联合义齿修复属于复杂修复体，最好用暂时粘接剂粘接几天，若患者没有不适感觉，并且摘戴方便，再进行永久粘固。暂时粘固水门汀一般为氧化锌丁香酚水门汀，它有良好的安抚、镇痛、封闭作用。但由于丁香酚可以阻碍树脂的聚合影响后面永久修复体粘接用的树脂类粘接剂的粘接性。目前，很多用于暂时粘固的水门汀均由两组分膏剂（基质和催化剂）组成，使用时通过适当比例混合，操作非常简便，同时它还具有易就位、易凝固、易清理等优点。永久粘固前取下修复体，清理粘接面，再次检查咬合及固位，最后使用永久粘接剂对修复体进行永久粘固。

九、医嘱

初戴义齿时，口内可能暂时会有异物感、恶心等不良反应，一般经耐心戴用 1～2 周后即可改善；摘戴义齿不熟练，需要耐心练习，不要用力过大以免义齿变形或折断；初戴义齿时一般不宜吃硬食；初戴义齿后有时可能有黏膜压痛，需要医生检查以便能准确地找到压痛点进行修改；饭后和睡前应取下义齿刷洗干净，用清水蘸牙膏刷洗即可，最好夜间不戴义齿，取下义齿浸泡在冷水中或义齿清洁液中，但切忌放在开水或乙醇溶液中；若义齿发生损坏或折断时，应及时修理，并同时将折断的部分带来复诊；建议患者定期检查对口腔进行维护，以确保余留牙及牙槽骨的健康持久。

答案解析

●●●● 目标检测

1. 下列关于活动－固定联合义齿修复的说法，错误的是（　　）
    A. 活动－固定联合义齿修复是指修复体的一部分固定在基牙上，另一部分与可摘局部义齿相连接
    B. 由于修复体既有固定部分又有活动部分，所以兼具固定义齿和可摘局部义齿的稳定、舒适、体积比较小并且适应证范围广等优点
    C. 活动－固定联合义齿的舒适度不如可摘局部义齿
    D. 活动－固定联合义齿的舒适度不如固定义齿
    E. 活动－固定联合义齿的固位比可摘局部义齿好

2. 下列关于活动－固定联合义齿组成的说法，不正确的是（　　）
    A. 常见活动－固定联合义齿的固位体是附着体和套筒冠
    B. 附着体是由阴性和阳性两部件组成
    C. 附着体是由内冠和外冠组成
    D. 套筒冠是由内冠和外冠组成
    E. 附着体最常见的形式是栓体栓道

3. 下列关于活动－固定联合义齿的说法，正确的是（　　）
    A. 活动－固定联合义齿的适应证比较广，在临床上可用于任何类型的牙列缺损

B. 活动 – 固定联合义齿的舒适度不如可摘局部义齿

C. 活动 – 固定联合义齿的美观性不如可摘局部义齿

D. 活动 – 固定联合义齿的固位不如固定义齿

E. 活动 – 固定联合义齿不可以修复后牙游离端缺失

（刘雅琨）

书网融合……

重点小结

微课

习题

项目二十七　牙齿美白技术 微课

PPT

学习目标

知识目标：通过本项目的学习，应能掌握牙齿美白的方法；熟悉牙齿美白的工作内容；了解牙齿美白技术的特点和要求。

能力目标：能够运用牙齿美白技术服务患者。

素质目标：通过本项目的学习，树立正确的审美观。

情境导入

情境：小张是医学美容技术专业的学生，未来她接触的求美者都是对美有更高要求的人群，有些求美者在追求面容美的同时，会同样注重牙齿的美，牙齿形态的美与颜色的美。

思考：在微创的基础上，如何让求美者的牙齿更加与肤色、年龄、乃至唇色相匹配呢？

任务一　牙齿美白技术的概述

变色牙的改色问题是目前口腔门诊诊疗的主要内容之一，由于牙齿颜色的改变会影响美观，同时还会对一些患者造成心理困扰，从而影响人们正常的社会交往。导致牙齿变色的原因主要有两个方面：外源性着色和内源性变色。外源性着色由外部因素引起，发生于牙齿表面，消除外部因素后，牙齿颜色一般可以恢复，操作方法比较简单。内源性变色由牙齿的内部因素引起，常和全身性疾病相关，且多波及牙本质，因此治疗周期长，疗效欠佳。

一、外源性着色

外源性着色是指牙冠表面的色素沉积。着色性质及着色部位与年龄、性别、口腔卫生习惯、饮食习惯等相关。

1. 牙釉质表面着色　通常是解剖和生理上的缺陷所致，牙齿表面易沉着色素。附着的色素通常有：金属类如硝酸银、氟化锡；咖啡渍、茶渍；氯己定、碘合剂；烟渍；产黑色素类杆菌、牙龈杆菌、中间杆菌、口腔放线菌等。

2. 牙体疾病导致的着色

（1）龋病　颜色变化为白垩色—棕褐色—黑褐色。急性龋呈浅棕色，慢性龋呈黑褐色（图7-42）。

（2）牙齿脱矿　放疗后的患者牙齿可变为棕色。

（3）釉质发育不全　轻症：釉质仅有色泽和透明度的改变，形成白垩状釉质。重症：釉质表面出现带状或窝状的棕色凹陷，严重者呈蜂窝状。

（4）楔状缺损　一般为牙体硬组织本色，有时可有程度不等的着色（图7-43）。

（5）酸蚀症　牙颈部出现圆钝性蚀损，呈现灰色或棕色染色。

（6）隐裂　牙冠不完全折裂，染色物质可渗入裂缝内而引起牙齿变色。

（7）牙石　龈上牙石呈淡黄色，龈下牙石呈黑褐色。

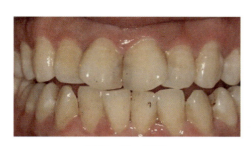

图 7 - 42　龋齿

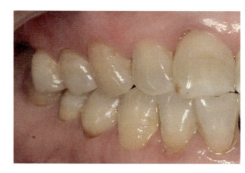

图 7 - 43　楔状缺损

3. 修复体引起的着色

（1）银汞合金染色多见。

（2）复合树脂材料会随着时间推移发生不同程度的染色现象。

二、内源性着色

1. 增龄性变化　决定牙齿颜色的主要因素是牙釉质的厚度、透明度以及牙本质的颜色。乳牙色白，恒牙偏黄且透明度大，随着年龄的增加，中老年人的牙齿更显黄。

2. 死髓牙　没有神经滋养的牙齿颜色会变为暗灰色、褐色，严重时可变为黑褐色（图 7 - 44）。

3. 药物性着色　四环素牙在牙齿的发育矿化期服用四环素类药物，可沉积于牙齿组织内，使牙着色（图 7 - 45）。

4. 氟斑牙　是由于在牙齿发育矿化期过多地摄入氟或生活在高氟地区，损害了釉质发育期牙胚的成釉细胞，致使牙齿发育受到影响（图 7 - 46）。

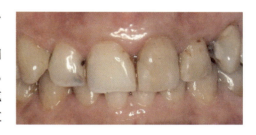

图 7 - 44　牙髓坏死

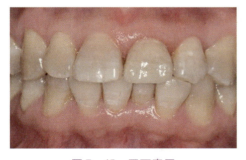

图 7 - 45　四环素牙

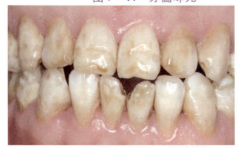

图 7 - 46　氟斑牙伴牙釉质发育不全

5. 全身疾病导致

（1）先天性代谢异常　先天性紫质症，使牙齿呈现紫色或暗紫色。

（2）遗传性乳光牙　牙冠呈微黄色半透明，光照下有乳光特征。

（3）患帕金森病的患者　牙齿常变为浅蓝色。

牙齿内源性变色大多需要通过脱色漂白或贴面、全冠等修复技术来达到恢复美观或修复缺损的目的。

任务二　牙齿美白技术的方法

一、牙体髓室内漂白

牙髓坏死变色牙需行根管治疗术，术后从牙齿舌面备洞，去除髓室至根管口下 1～2mm 的充填材料，用玻璃离子水门汀充填根管口，将其封闭，防止漂白剂进入根管内。将30%过氧化氢小棉球置于髓室内，舌面洞口用玻璃离子水门汀封闭，每3～7天更换一次过氧化氢小棉球，重复在2～3次即可达到明显效果。当牙齿颜色复原后，用玻璃离子水门汀、光固化复合树脂充填舌侧洞口。变色程度较轻者，有的一次即可达到满意效果。这种方法也用于四环素变色牙或为了改变全瓷牙基牙牙体颜色从而达到更佳美学效果再最终修复前进行基牙漂白。由于30%过氧化氢属强氧化剂，治疗中要防止灼伤牙龈和口腔黏膜。我们可以使用光固化牙龈保护剂。

二、过氧化脲漂白

塑料模压机制作软塑料牙列套，漂白剂为10%～20%过氧化脲胶体。治疗前应先做牙周基础治疗，比色板比色并记录，取牙列印模，翻制石膏模型，在石膏模型上唇面中部离开牙冠颈部龈上和切缘上各1mm，用蓝色光固化牙龈保护剂垫起1～1.5mm厚度（作为漂白凝胶的储存槽），模型置于模压机上将1.2～1.5mm厚度的软塑料薄膜，压制成型，修整边缘，试戴，边缘应与牙列各牙齿密合，夜间佩戴。

佩戴时，将漂白凝胶挤入凹槽内，戴入口中，夜间佩戴，白天将牙列套清洗置于清水中。佩戴1～2个月，可取得良好效果。

注意事项：孕妇或哺乳期、有严重系统性疾病者，对漂白剂或树脂材料有过敏者，牙齿过敏症者禁用。个别患者会出现牙颈部敏感，可使用脱敏牙膏，待牙齿过敏消失后再使用。漂白后釉质表面有轻微的脱矿，后期可再矿化。

知识链接

牙齿漂白导致牙本质敏感

用过氧化物对牙齿漂白，容易出现牙本质敏感现象，程度因人而异。原因可能与漂白材料的酸性、活性氧的渗透及漂白材料的高吸水性有关。诊室漂白发生牙本质敏感的概率较高，因此建议在漂白前和漂白中使用非类固醇抗炎止痛药，如布洛芬等，以降低患者的疼痛敏感性。对于家庭漂白引起的牙本质敏感，可以通过减少使用频率，缩短漂白时间和降低漂白剂浓度等方法解决。

此方法可进行诊室内漂白（高浓度的过氧化脲）或在家患者自行佩戴的家庭漂白，漂白剂浓度低、患者可自行操作佩戴（图7-47，图7-48）。

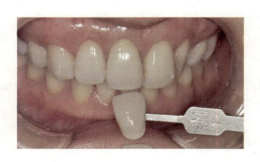

图7-47　家庭美白术前

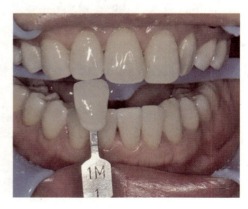

图7-48　家庭美白术后

三、冷光美白

轻度四环素着色牙，轻、中度氟斑牙漂白效果较佳，对中、重度四环素，重度氟斑牙效果不佳。冷光美白仪采用波长 480~520nm 的高度寒光，经由特制光导纤维和滤光光学镜片，隔除有害的紫外线和红外线，照射到涂有漂白剂的牙齿上，促使漂白剂快速反应，释放出新生氧，渗透入釉质与色素起氧化还原反应，达到漂白的效果。漂白剂主要成分为过氧化氢液体与直径为 20nm 以内的二氧化硅粉剂经调合成漂白糊剂。

具体操作流程是：比色并记录在专用的色卡上，操作者和患者均需佩戴护目镜，操作者须戴手套，涂护唇油，患者戴开口器，冲洗牙面，吹干，棉卷置入唇内侧，铺巾，将光固化保护牙龈的蓝色牙龈保护剂树脂涂在牙龈上并遮盖到龈下 0.5mm，光照固化 3 秒。将漂白剂置于牙齿表面，厚度为 2~3mm。将冷光灯对准牙面呈 90°。照射 8 分钟，机器自动关机，然后用强吸管吸走漂白剂，重新涂漂白剂再照 8 分钟，共进行 3 次，冲洗，取下开口器及护目镜，再行比色，对比效果。

冷光美白效果一般保持 1~2 年，过一段时间会出现反跳现象，可反复进行，保持颜色。双氧水是强氧化剂，操作时需保护牙龈，注意保护眼睛，漂白后部分患者会有牙齿过敏症状，可自行消失，也可采用脱敏牙膏脱敏治疗（图 7-49，图 7-50）。

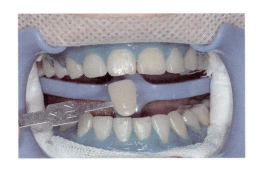

图 7-49　冷光美白前比色

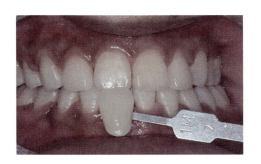

图 7-50　冷光美白后比色

四、微研磨美白、渗透树脂

微研磨技术是采用釉质微打磨技术对牙齿进行美白的一种方法。其使用的材料均是酸或具有研磨作用的含酸的复合物。微研磨技术的适应证主要是轻度氟斑、白垩斑、正畸治疗后脱矿等情况。但当着色很深，超过 0.2~0.3mm 时，就需要配合使用复合树脂进行美学修复了。在临床中，微研磨技术通常与牙齿美白技术同时应用，会获得较好的美白效果。

渗透树脂是一种酸蚀渗透技术，最初用于阻断后牙邻面龋，尤其对刚刚脱矿未形成缺损的早期龋疗效最佳。目前被应用于唇面釉质白斑、正畸后釉质脱矿的治疗，或美白治疗联合应用。先美白，微研磨，效果不理想时再使用渗透树脂。

•••• 目标检测

答案解析

1. 四环素牙主要着色的部位是（　）

A. 牙釉质　　　　　　　B. 牙本质　　　　　　　C. 牙骨质

D. 牙髓腔　　　　　　　E. 牙颈部

2. 牙漂白技术一般不用于（　　）

    A. 轻度氟斑牙　　　　　　B. 中度氟斑牙　　　　　　C. 四环素牙

    D. 变色无髓牙　　　　　　E. 色素沉积牙

3. 下列治疗方式中，不属于口腔美容范畴的是（　　）

    A. 残根拔除　　　　　　　B. 牙齿美白　　　　　　　C. 牙齿磨损修复

    D. 牙齿冷光美白　　　　　E. 牙齿贴面

（张海洋）

书网融合……

    重点小结　　　　　　　　微课　　　　　　　　习题

项目二十八　错𬌗畸形的病因 微课

PPT

▷ 学习目标

　　知识目标：通过本项目的学习，应能掌握错𬌗畸形的发病因素；熟悉导致错𬌗畸形发病的环境因素；了解错𬌗畸形的遗传因素。

　　能力目标：能够客观阐述错𬌗畸形的病因。

　　素质目标：通过本项目的学习，树立错𬌗畸形的疾病预防思想，关爱并引导患者纠正引发错𬌗畸形的不良因素。

▷ 情境导入

　　情境：患者，男，8岁，父母因其"地包天"前往门诊进行咨询。

　　思考：患者"地包天"可能受哪些因素影响？

　　口腔正畸学（orthodontics）是研究错𬌗畸形的病因、机制、检查、诊断、预防和治疗等的一门学科。错𬌗畸形一般是指在生长发育过程中，由遗传因素和环境因素导致的牙齿、颌骨、颅面的畸形，也可在生长发育完成后，因外伤、牙周病等原因造成。错𬌗畸形一般表现为牙齿排列不齐，上下颌牙弓间的𬌗关系异常，颌骨大小、形态和位置异常等。

任务一　遗传因素

　　遗传因素在错𬌗畸形的病因机制中具有重要作用。目前研究表明错𬌗畸形具有多基因遗传的特征，常表现为家族性遗传倾向。然而，有时同一个家庭的各个成员又不尽相同，这就是遗传因素和环境因素共同作用的结果。

一、种族演化

　　错𬌗畸形是随着人类的种族演化而发生和发展的。错𬌗的调查统计资料表明，从古到今，错𬌗畸形从无到有，到现在发病率逐年升高，是在人类几十万年长期的进化过程中，由于环境的变迁、食物结构的变化等造成的咀嚼器官不平衡退化的结果。

　　（1）原始人从爬行到直立，躯体重心改变，颈背肌减弱来适应头部平衡，颌骨逐渐退化，最终演化成现代人的颜面外形。

　　（2）在人类进化过程中，食物由粗到细、由硬到软，咀嚼器官功能日益减弱，咀嚼器官逐渐缩小。

　　（3）咀嚼器官的退化以肌肉居先，颌骨次之，牙齿再次之，这种退化顺序导致牙量、骨量不调，牙列拥挤发生。

二、个体发育

从个体发育角度来看，多数人都存在不同程度的错𬌗畸形，这与遗传有关，但不是所有子女颌面形态都与父母相似，这与变异有关。比如有学者指出父母的一方或双方存在下颌发育不足时，则下颌发育不足的遗传甚为显著；若父母的一方或双方表现为下颌发育过度时，则下颌发育过度的遗传趋势较小，变异显著。具有遗传性的严重骨性错𬌗畸形的矫治比较困难，应争取尽早明确诊断并治疗，治疗结束后应尽可能长时间保持。

任务二　环境因素

错𬌗畸形除受遗传因素影响外，和环境因素的影响也紧密相关，两种因素之间相互联系，不能截然分开。一般将环境因素分为先天因素和后天因素。

一、先天因素

从受孕后直到胎儿出生前，任何可以导致错𬌗畸形发生的发育、营养、疾病、外伤等原因，都称为先天因素。

（一）母体因素

妊娠期母体营养不良会造成胎儿发育不良或异常。妊娠初期患病，如风疹、中毒、梅毒及其他传染病也会影响胎儿口腔颌面部发育；如母体如受到大剂量放射线照射、吸烟和不适宜药物等影响甚至可能引起胎儿的发育畸形。

（二）胎儿因素

若母体宫内压力异常导致压迫胎儿颜面部会影响胎儿颌面发育。若胎儿自身组织分化失调或停止也可造成颌面部的发育畸形。

（三）常见的先天性牙颌发育畸形

1. 额外牙　在正常牙列应有牙齿数目之外过多发育的牙齿即为额外牙（又称多生牙）。对于埋伏阻生的额外牙，无病理变化者可暂不处理，对恒牙发育有影响者则应及早拔除（图 8 - 1）。

2. 先天性缺失牙　指本应存在而实际上却未发生的牙齿。牙齿先天性缺失会影响邻牙的位置、牙弓的形态与排列以及颌骨的生长等，从而出现牙列间隙、牙弓不对称及上下颌牙弓不协调等表现（图 8 -2）。

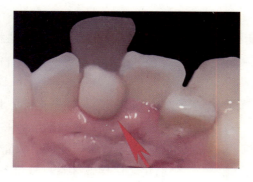

图 8 - 1　额外牙

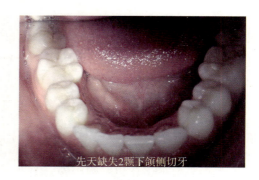

图 8 - 2　先天性缺失牙

3. 牙齿大小和形态异常　这种畸形多由遗传因素导致，是牙胚发育中形态分化阶段出现异常的结果。牙齿的大小异常以上颌侧切牙和第二前磨牙多见（图8-3）。

4. 唇系带异常　通常是指上唇系带附丽过低，会使上颌中切牙之间出现间隙。

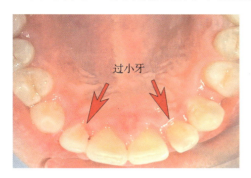

图8-3　过小牙

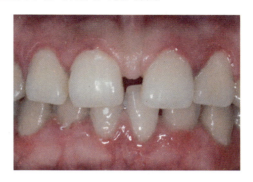

图8-4　唇系带异常

二、后天因素

（一）全身因素

1. 某些急性及慢性疾病　如麻疹、水痘等疾病可影响全身骨骼系统的正常发育，同时也可引起牙釉质发育不全和牙体解剖形态的异常；如消化不良、胃肠炎等疾病会因营养供给问题妨碍牙齿及颌骨的正常生长发育。

2. 内分泌功能异常　当垂体功能亢进时，会引起下颌前突及上下颌牙弓发生错位；如果垂体前叶功能不足，则可引起侏儒症，导致下颌骨较小、牙弓狭窄、腭盖高拱等。甲状腺功能亢进时，可出现乳、恒牙早萌等症状；甲状腺功能不足时，牙齿萌出迟缓、萌出次序紊乱等。

3. 营养不良　营养物质摄取不足，则会引起牙体和牙周组织发育障碍，可出现牙齿萌出迟缓、乳牙滞留、牙齿发育不良。

知识链接

维生素缺乏对牙齿的影响

B族维生素缺乏，可出现牙、颌面的生长停滞，牙槽嵴萎缩，同时还可引起唇炎、口角炎等疾病。维生素C严重缺乏，可能引起牙龈充血、出血等，同时还可能引起牙体组织发育不良。维生素D缺乏，会引起上颌牙弓狭窄、腭盖高拱、上颌前牙拥挤前突错𬌗畸形。

（二）乳牙期及替牙期的局部障碍

1. 乳牙早失　因龋病、外伤等各种原因使得乳牙在正常替换前脱落或拔除称为乳牙早失。乳牙早失导致邻牙倾斜，造成对应后继恒牙萌出间隙不足，还可造成牙弓长度减小，出现牙列拥挤。

2. 乳牙滞留或下沉　乳牙逾期不脱落即为乳牙滞留。乳牙滞留可导致对应恒牙错位萌出或埋伏阻生。若乳牙牙骨质与周围牙槽骨出现粘连，该乳牙就被固定在这个位置上，但其周围的牙槽骨却在继续增长，于是该乳牙就呈现一种"下沉"状态。

3. 乳尖牙磨耗不足　因食物柔软及乳尖牙位置形态等原因，常使乳尖牙不如其他牙齿磨耗多，因此在咬合时易产生早接触进而引起疼痛。患儿为了躲避乳尖牙的早接触会本能地向前方伸出或向侧方偏移下颌，于是形成假性下颌前突、偏𬌗或反𬌗。

4. 恒牙早失　恒牙在青少年时期因龋病、外伤、炎症或医源性误拔等原因而丧失，称为恒牙早失。恒牙早失后会因邻牙向缺隙侧倾斜及对颌牙伸长而造成咬合紊乱。

5. 恒牙早萌　乳牙过早缺失，有时可能加速恒牙的萌出。过早萌出的恒牙，牙根往往只有少许形成或尚未形成，因此附着不牢固，会因咀嚼压力而脱落。

6. 恒牙萌出顺序紊乱　一般认为正常的恒牙萌出顺序为：上颌为第一恒磨牙→中切牙→侧切牙→第一前磨牙→第二前磨牙→尖牙→第二恒磨牙；下颌为第一恒磨牙→中切牙→侧切牙→尖牙→第一前磨牙→第二前磨牙→第二恒磨牙；或上颌为第一恒磨牙→中切牙→侧切牙→第一前磨牙→尖牙→第二前磨牙→第二恒磨牙；下颌为第一恒磨牙→中切牙→侧切牙→第一前磨牙→尖牙→第二前磨牙→第二磨牙。异常萌出顺序会导致多种错𬌗畸形。

7. 恒牙异位萌出　恒牙牙胚位置的异常往往会使其在异常位置萌出，即异位萌出。上颌第一恒磨牙的异位萌出较为多见。异位萌出时发育中的第一恒磨牙牙胚会加速第二乳磨牙牙根的吸收并使其过早脱落，最终上颌第一恒磨牙会萌出在更加近中的位置而造成牙列拥挤畸形。

（三）功能性因素

1. 吮吸功能异常　人工喂养时因奶瓶位置不正、奶嘴大小不适及喂养姿势不当等，造成婴儿下颌前伸不足或前伸过度，出现下颌后缩或下颌前突畸形。

2. 咀嚼功能异常　软物为主的饮食结构容易导致儿童错𬌗畸形。通过咀嚼纤维丰富、粗糙、耐嚼的食物可以促进口腔颌面的正常发育。

3. 呼吸功能异常　当出现慢性鼻炎、鼻窦炎等疾病时，由口呼吸导致的畸形可以表现为牙弓狭窄、腭盖高拱、上颌牙列拥挤或上颌前突、下颌后缩等。部分儿童也因腺样体肥大导致经常鼻阻塞而使用口呼吸，可呈现腺样体面容，表现为张口呼吸鼻根下陷、鼻翼萎缩、嘴唇增厚、牙列拥挤、上前牙前突、腭盖高拱、下颌后缩等。

4. 其他颌面肌功能异常　对于生长发育期的儿童，如因一些肌肉、神经性疾病或外伤等原因造成肌肉过度收缩，会限制颌面部骨骼的生长，如斜颈，出现面部不对称。

（四）口腔不良习惯

1. 吮指习惯　4～6 岁以后吮指习惯仍继续存在并具有一定的强度，就会导致明显的错𬌗畸形。如吮拇指会阻止前牙的正常萌出，造成前牙圆形开𬌗畸形，最终还会导致上颌牙弓狭窄、上颌前牙前突、开唇露齿等。

2. 舌习惯　不良舌习惯包括舔牙习惯、吐舌习惯或伸舌习惯等，会导致下颌向前移位、局部开𬌗等。

3. 唇习惯　①咬下唇习惯：咬下唇时会导致上颌前牙唇倾、前突。②咬上唇习惯：咬上唇会导致前牙反𬌗及上颌前牙的舌倾。

4. 偏侧咀嚼习惯　发生偏侧咀嚼时，下颌骨向咀嚼侧偏斜，并且咀嚼侧具有正常的生理功能，牙颌结构发育良好，而废用侧牙颌发育较差，软垢以及牙石堆积明显。

5. 咬物习惯　多见咬铅笔或指甲。具体患者啃咬位置固定在牙弓的某一部位，从而导致局部性开𬌗。

（五）外伤

颌面部的外伤可导致错𬌗畸形，可以引起乳牙及恒牙移位进而导致牙列不齐。一侧髁突骨折可能造成患侧下颌生长发育滞后进而表现为下颌骨的不对称生长，患儿颏部偏向患侧。

答案解析

目标检测

1. 母体因素是造成错殆畸形的（　　）
   A. 先天因素　　　　　B. 遗传因素　　　　　C. 发育因素
   D. 后天因素　　　　　E. 习惯因素

2. 口腔不良习惯不包括（　　）
   A. 吮指　　　　　　　B. 吐舌　　　　　　　C. 咬物
   D. 咬唇　　　　　　　E. 喂养

3. 一侧髁突骨折可能导致（　　）
   A. 患儿颏部偏向健侧　　B. 患儿颏部偏向患侧　　C. 下颌骨对称生长
   D. 下颌骨正常生长　　　E. 以上说法均错误

（代佳音）

书网融合……

重点小结　　　　　　　微课　　　　　　　习题

项目二十九　错𬌗畸形的临床表现与分类

学习目标

知识目标：通过本项目的学习，应能掌握错𬌗畸形的常见临床表现；熟悉 Angle 错𬌗分类法；了解 Moyers 错𬌗畸形的分类方法。

能力目标：能够应用 Angle 错𬌗分类法对常见错𬌗畸形临床表现进行判断。

素质目标：通过本项目的学习，树立对错𬌗畸形疾病的正确认识及对患者的关爱意识。

情境导入

情境：患者，男，12 岁，牙列不齐 1 年求治。你观察该患者侧貌时发现他的下颌明显突出，面中份凹陷。

思考：根据侧貌试判断该患者的错𬌗畸形属于 Angle 错𬌗分类法中的哪一类？

任务一　个别牙错位

个别牙错位包括牙齿的唇向错位（图 8 - 5）、颊向错位、舌向错位、腭向错位、近中错位、远中错位、高位、低位、扭转、易位和斜轴等。

1. 牙齿的唇、颊、舌、腭向错位　恒牙因为乳牙滞留、牙列拥挤等原因，使得萌出位置偏离正常牙齿所在位置，而在正常牙列的唇、颊、舌、腭任意一个方向萌出。

2. 牙齿的近、远中错位　恒牙因为乳牙早失、牙列间隙等原因，使得萌出位置偏离正常牙齿所在位置，而在偏近中或远中位置萌出（图 8 - 6）。

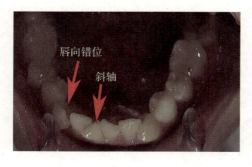

图 8 - 5　牙齿唇向错位与斜轴

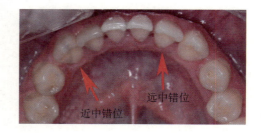

图 8 - 6　牙齿近中错位与远中错位

3. 牙齿的高、低位　恒牙因为对颌无对应咬合等原因使牙齿萌出后牙尖高度高于同牙列其他牙齿、不在正常高度范围内，即高位（图 8 - 7）；恒牙因为牙根粘连、生长不足或停滞等原因使牙齿萌出后牙尖高度低于同牙列其他牙齿、不在正常高度范围内，即低位。

4. 牙齿的扭转、易位、斜轴　牙齿的近、远中中点连线与牙弓正常弧线不吻合，即扭转；牙齿没有在对应牙位的位置萌出而在其他牙位萌出或牙齿颊舌侧方向互换即易位（图 8 - 8）；牙齿虽萌出位置正确但是牙体长轴倾斜即斜轴（图 8 - 5）。

个别牙齿错位往往不是单一出现在口腔里面，而是几种现象同时出现，从而导致牙齿排列不齐。

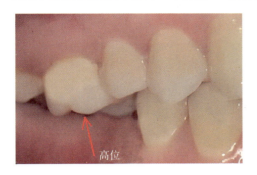

图 8 - 7　牙齿高位

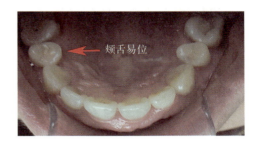

图 8 - 8　牙齿颊舌易位

任务二　牙弓形态及牙齿排列异常

　　1. 牙弓狭窄、腭盖高拱（图 8 - 9）　经常发生在上颌牙弓，上颌骨发育不足导致上颌牙弓宽度明显缩窄，几乎与下颌等宽甚至比下颌狭窄。牙弓狭窄经常导致牙弓内牙齿排列拥挤，部分患者出现后牙反𬌗。

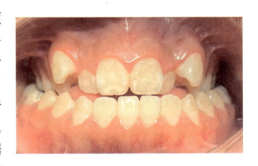

图 8 - 9　牙弓狭窄

　　2. 牙列拥挤（图 8 - 10）　由于牙弓长度不足导致牙弓内牙齿排列不下形成拥挤，部分牙齿被挤出牙列之外。形成拥挤原因较多，如乳牙早失后牙间隙被其他恒牙占据导致该乳牙后续恒牙萌出时没有位置而选择牙弓外面勉强萌出形成拥挤；乳牙滞留导致恒牙萌出没有位置而选择旁边位置萌出形成拥挤；牙弓长度发育不足导致牙齿排列没有足够空间形成拥挤等。

　　3. 牙列间隙（图 8 - 11）　由于牙弓长度过大导致牙齿排列稀疏出现牙列间隙。

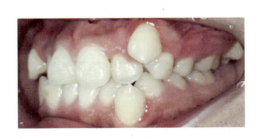

图 8 - 10　牙列拥挤

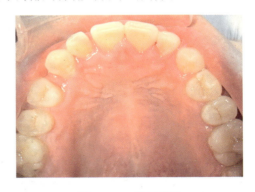

图 8 - 11　牙列间隙

任务三　𬌗、颌、面关系异常

　　1. 前牙反𬌗、下颌前突（图 8 - 12）　即通常所说的"地包天"面型，前牙反𬌗可有个别前牙反𬌗及多数前牙反𬌗。多数前牙反𬌗指三个以上的上颌前牙与对颌牙呈反𬌗关系。

2. 前牙深覆盖，上颌前突（图 8-13） 覆盖是指上下颌切牙切端间的水平距离。前牙深覆盖即覆盖过大，表现为上下颌矢状关系不调，并常伴有前牙深覆𬌗。

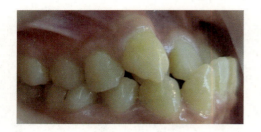

图 8-12 前牙反𬌗

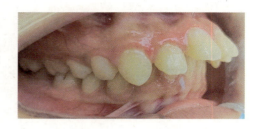

图 8-13 前牙深覆盖

3. 双颌前突（图 8-14） 即上下颌均发育过度导致的错𬌗畸形，表现为上下前牙均较唇倾突出。

4. 一侧反𬌗，颜面部不对称（图 8-15） 即上下颌咬合时一侧多数牙齿呈现反𬌗状态，另一侧正常，使得颜面部呈现不对称面容，下颌偏向一侧。

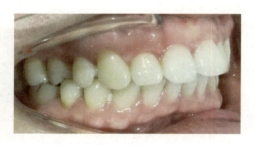

图 8-14 双颌前突

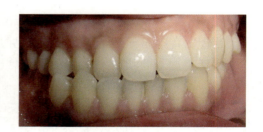

图 8-15 一侧反𬌗

5. 前牙深覆𬌗，面下 1/3 高度不足（图 8-16） 深覆𬌗是上下颌牙弓和（或）上下颌骨垂直向发育异常所致的错𬌗畸形，表现为前牙区牙及牙槽高度发育过度，和（或）后牙区牙及牙槽高度发不足。根据临床表现可以将深覆𬌗分为三度。

Ⅰ度深覆𬌗：上颌前牙牙冠覆盖下颌前牙牙冠唇面 1/3~1/2。

Ⅱ度深覆𬌗：上颌前牙牙冠覆盖下颌前牙牙冠唇面 1/2~2/3。

Ⅲ度深覆𬌗：上颌前牙牙冠覆盖下颌前牙牙冠唇面 2/3 以上，甚至咬在下颌前牙唇侧龈组织处。

6. 前牙开𬌗，面下 1/3 高度增大（图 8-17） 开𬌗是上下颌牙弓及颌骨在垂直方向上的发育异常，其临床表现是上、下颌部分牙在咬合时在垂直方向上无接触。

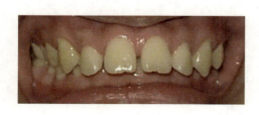

图 8-16 前牙深覆𬌗

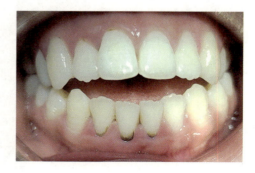

图 8-17 前牙开𬌗

任务四　错殆畸形的分类

19世纪末美国口腔医师Edward H. Angle提出理想正常殆应具备以下特征：牙弓内的每一颗牙齿都应与邻牙保持理想的邻接关系；每一颗上颌牙齿都与下颌牙齿保持理想的咬合关系；必须保存全口32颗恒牙。1899年，他又提出一种错殆畸形分类方法，即Angle错殆分类法，简称安氏分类法。他认为上颌第一恒磨牙位于上颌骨的颧突根之下，而上颌骨又固定于颅骨上，其位置相对恒定且不易错位，因此，Angle称上颌第一恒磨牙是殆的关键，而各类错殆畸形均是由于上颌、下颌牙弓在近远中向的错位所引起。Angle以上颌第一恒磨牙为基准，将错殆畸形分为中性错殆、远中错殆与近中错殆三类。

（一）Ⅰ类错殆（中性错殆）

上下颌骨及牙弓的近、远中关系正常，磨牙关系为中性关系，即在正中关系位时，上颌第一恒磨牙的近中颊尖咬合于下颌第一恒磨牙的近中颊沟内（图8-18）。此时，若口腔内全部牙齿排列整齐而无错位，称为正常殆；若磨牙为中性关系但牙列中存在错位牙，则称为中性错殆或Ⅰ类错殆。

（二）Ⅱ类错殆（远中错殆）

上下颌骨及牙弓的近、远中关系不调，磨牙为远中关系；若上下颌第一恒磨牙的近中颊尖相对时，称轻度远中错殆关系（图8-19）。若上颌第一恒磨牙的近中颊尖咬合于下颌第一恒磨牙与下颌第二前磨牙之间，则称完全远中错殆关系（图8-20）。

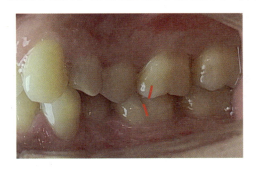

图8-18　中性错殆

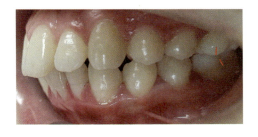

图8-19　轻度远中错殆

Ⅱ类1分类：磨牙为远中错殆关系，上颌前牙唇向倾斜（图8-20）。

Ⅱ类1分类亚类：一侧磨牙为远中错殆关系，而另一侧为中性关系，且上颌前牙唇向倾斜。

Ⅱ类2分类：磨牙为远中错殆关系，上颌前牙舌向倾斜（图8-21）。

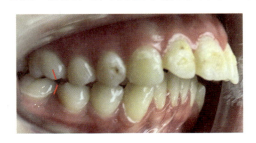

图8-20　安氏Ⅱ类1分类

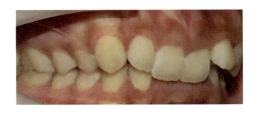

图8-21　安氏Ⅱ类2分类

Ⅱ类2分类亚类：一侧磨牙为远中错𬌗关系，而另一侧为中性关系，且上颌前牙舌向倾斜。

（三）Ⅲ类错𬌗（近中错𬌗）

上下颌骨及牙弓的近、远中关系不调，磨牙为近中关系；若上颌第一恒磨牙的近中颊尖与下颌第一恒磨牙的远中颊尖相对，称为轻度近中错𬌗关系（图8-22）。若上颌第一恒磨牙的近中颊尖咬合于下颌第一与第二恒磨牙之间，则称为完全近中错𬌗关系（图8-23）。

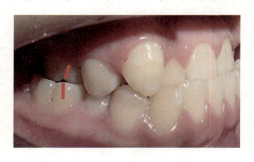

图8-22　轻度近中错𬌗

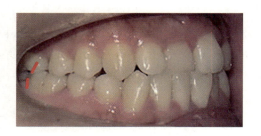

图8-23　完全近中错𬌗

Ⅲ类亚类：一侧磨牙为近中错𬌗关系，而另一侧为中性关系。

安氏分类法是在"上颌第一恒磨牙的位置恒定不变"这一前提下定义错𬌗类别的。而实践研究表明，上颌第一恒磨牙的位置并非绝对恒定，它也会随着牙弓内、外因素的变化而发生改变，如上颌第二乳磨牙早失就会引起上颌第一恒磨牙的近中移动。因此，对于某些远中错𬌗或近中错𬌗，很可能是由于上颌第一恒磨牙或上颌牙弓整体的位置发生了变化，而非下颌牙弓或下颌骨位置异常所引起。虽然该分类方法存在不足，但该分类方法因其简单明了，能概括大部分错𬌗畸形，目前仍然是国际上公认的、最为广泛应用的一种分类方法。

知识链接

Moyers 分类法

美国医师 Robert E. Moyers 于1979年提出将错𬌗畸形分为牙性错𬌗、功能性错𬌗与骨性错𬌗三类。

1. 牙性错𬌗　表现为牙齿的数目、形态、大小、位置异常的错𬌗畸形，而无明显的面部骨骼关系的异常。

2. 功能性错𬌗　是由于口颌系统的神经与肌肉功能异常所导致的错𬌗畸形，如吮指习惯引起的开𬌗。对于功能性错𬌗畸形，应尽早进行矫治。

3. 骨性错𬌗　是指上下颌基骨的发育异常，该部位的骨骼受牙齿移动的影响较小。而牙槽骨则很容易受正畸牙齿移动的影响而发生改建和变化。

Moyers 分类法对于临床案例作出正确的诊断分析、制订适宜的治疗方案以及进行疗效判断有临床指导意义。

任务五　临床常见错𬌗畸形介绍

一、牙列拥挤

牙列拥挤是因牙弓内间隙不足而表现出不同程度的牙齿唇（颊）、舌向错位或扭转，多为安氏Ⅰ

类错𬌗畸形；部分患者伴有上下颌骨及牙弓间关系不调，磨牙关系为近中或远中。牙列拥挤可因患者刷牙时无法彻底清除拥挤牙齿间的缝隙间的牙菌斑而导致龋齿、牙周病的发生。牙列拥挤矫治的基本原则是应用各种正畸手段增加骨量和（或）减少牙量。增加骨量的方法包括扩展牙弓的长度与宽度；减少牙量的方法包括通过拔牙减少牙的数量或通过邻面减径减小牙的近远中宽度。

二、牙列间隙

牙列间隙可单独存在，也可伴随牙齿缺失或一些其他口腔疾病。单纯牙列间隙多为安氏Ⅰ类错𬌗畸形，以牙和牙之间有间隙为特征，伴有相应的临床表现，如颌骨过大、牙齿数量少或形态小、X线检查显示埋伏牙的存在、舌体过大或功能异常、唇系带异常、牙周病、口腔不良习惯、发音时舌在上下颌前牙之间等。矫治原则是发现并去除病因，关闭间隙或集中间隙用于修复，注意保持，预防复发。

三、双颌前突

双颌前突指上下颌前牙均前突，可同时伴有上、下颌骨前突的错𬌗畸形。患者一般上下唇前突，闭合不全，颏部紧张，形态往往不明显。上下颌牙弓矢状向关系正常，双侧磨牙基本中性关系，前牙覆𬌗覆盖基本正常，没有或仅有少量拥挤。正畸治疗的主要目标是减小上下颌前牙的突度，从而减小唇突度，改善侧貌美观和唇闭合功能，常采用拔牙方案。多选择拔除4颗第一前磨牙。对于存在较严重骨性因素的双颌前突，需要采用正畸－正颌联合治疗，通过外科手术后退颌骨或牙槽骨。

四、前牙反𬌗

多数情况下反𬌗涉及6个上颌前牙，有时可为4个切牙。牙性前牙反𬌗表现为上颌前牙舌倾，下颌前牙唇倾。骨性前牙反𬌗则相反，表现为上颌前牙唇倾、下颌前牙舌倾，以代偿骨性不调。磨牙关系多数为近中，也可为中性。前牙反𬌗有随生长逐渐加重的趋势，早期矫治尤为重要。早期矫治方法相对简单，且有利于颌面部向正常方向发育。有的前牙反𬌗病例矫治较易，而更多病例可伴有牙列拥挤、牙弓宽度和高度不调以及颜面不对称等，矫治难度较大。前牙反𬌗特别是骨性前牙反𬌗病例，反𬌗矫治后随生长发育有复发的可能，因此不少病例要分阶段治疗，矫治的时间比较长。

五、前牙深覆盖

前牙深覆盖的临床表现为上下颌前牙切端前后向的水平距离超过3mm，磨牙多数表现为远中关系，少数也可以是中性关系。早期矫治一般采用矫形力矫治器或功能矫治器对颌骨畸形进行生长改良。轻度或中度骨骼关系不调时，正畸治疗常需要减数拔牙。成人患者严重的上颌前突和（或）下颌后缩畸形可进行正颌外科手术治疗。

六、后牙反𬌗或正（反）锁𬌗

后牙反𬌗表现为下颌后牙的颊尖及其舌斜面位于相应上颌后牙颊尖及颊斜面的颊侧。后牙正锁𬌗的主要临床表现是上颌后牙的舌尖及其舌斜面咬合于下颌后牙颊尖及其颊斜面的颊侧，相应上下颌后牙𬌗面无接触。如果上下颌后牙咬合颊、舌侧方向与正锁𬌗完全相反则为反锁𬌗。后牙反𬌗或锁𬌗需要根据临床表现不同，采取适当的矫治方法。

七、深覆𬌗

前牙区表现为上颌切牙唇倾、直立或内倾，上下颌牙列伴拥挤。磨牙常呈远中关系。面型一般呈短面型，面下 1/3 高度较短。深覆𬌗的矫治主要是根据前后牙和牙槽的情况，压低前牙和牙槽和（或）升高后牙和牙槽的高度以打开咬合，矫治深覆𬌗、深覆盖。深覆𬌗矫治后易复发，故需长时间保持。

八、开𬌗

开𬌗临床表现是上、下颌部分牙在患者咬合时垂直方向上无接触。上、下颌牙弓的形态、大小、位置可能有不协调，开𬌗严重的患者面下 1/3 过长，患者可能伴有吐舌习惯。前牙开𬌗无法切断食物，后牙开𬌗咀嚼效率明显降低。总体原则是去除病因，根据开𬌗形成的机制、患者的生理年龄，采用合适的矫治方法，达到解除或改善开𬌗的目的。严重骨性开𬌗、长面综合征患者应进行正畸－正颌联合手术纠正。

·····目标检测

答案解析

1. 下列不属于个别牙齿错位的是（　）
   A. 颊向错位　　　　　B. 舌向错位　　　　　C. 近中错位
   D. 远中错位　　　　　E. 牙列拥挤

2. 中性错𬌗属于（　）
   A. 安氏Ⅰ类　　　　　B. 安氏Ⅱ类　　　　　C. 安氏Ⅲ类
   D. 安氏Ⅳ类　　　　　E. 安氏Ⅴ类

3. 远中错𬌗属于（　）
   A. 安氏Ⅰ类　　　　　B. 安氏Ⅱ类　　　　　C. 安氏Ⅲ类
   D. 安氏Ⅳ类　　　　　E. 安氏Ⅴ类

（代佳音）

书网融合……

重点小结

微课

习题

项目三十　错𬌗畸形治疗前的准备工作

微课
PPT

任务一　病史采集与病历记录

一、患者基本情况采集

正畸治疗前需要采集患者的自然基本情况，主要包括患者的姓名、性别、年龄、职业、联系方式等。

二、患者正畸病史采集

（一）主诉

患者此次前来就诊的主要目的，如：牙齿不齐 2 年求治。

（二）病史

1. 全身病史　与错𬌗形成及发展有关的全身疾病史，如某些慢性疾病、内分泌功能异常、营养不良等。

2. 口腔科病史

（1）牙替换情况　乳牙期与替牙期的局部障碍，如乳牙早失、乳牙滞留、恒牙早失等。

（2）口腔习惯　过去及现有的口腔不良习惯，如吮指、咬唇、吐舌习惯等。

（3）饮食习惯　日常饮食的管理，如是否喜欢硬食或软食。

（4）牙齿矫治史　以前是否接受过正畸治疗。

（5）错𬌗家族史　父母及直旁系亲属的错𬌗情况，了解可能存在的遗传因素影响。

3. 心理评估　患者是否有错𬌗带来对日常社交的影响即给患者心理带来不同程度的负面情绪。如儿童因牙齿不齐成为周围伙伴嘲笑的对象或是否有因为牙齿不齐而不敢在公开场合开口大笑的经历。

三、病历记录

正畸病历除了主诉、病史、诊断等基本病历要素外，还涉及到颌面部的各项检查指标及测量数据，故各医院的正畸病历格式会有不同，并且正畸治疗前要求患者签署知情同意书，这里仅举例展示部分病历页内容（图 8 - 24）。

第一部分：基本信息

主诉：

现病史：

既往史（含家族史）：

第二部分：检查

面部	面型：			
	面中1/3： □正常 □凹陷 □过突		下颌角： □适中 □过大 □过小	
	面部中线： □正常 □凹陷 □过突		颏部： □正常 □后缩 □前突	
	唇齿关系： □正常 □开唇露齿		上唇： □丰满 □过短 □过长	
	面部对称：			

口内检查	磨牙关系		前牙覆𬌗：		mm
	尖牙关系		前牙覆盖：		mm
	牙列式：		前牙开𬌗：		mm
			前牙拥挤	上牙列：	mm
				下牙列：	mm
	个别牙错𬌗情况		牙列稀疏	上牙列：	mm
				下牙列：	mm
			中线	上颌：	
				下颌：	
	下颌后退： □可 □否		腭盖形态：		
	Bolton指数：				
	唇系带附丽情况：				

颞下颌关节	张口度： mm	不良习惯	
	张口型： □偏左 □偏右 □不偏		
	弹响： □无 □开口期 □闭口期 □单侧 □双侧		
	𬌗干扰： □无 □向前 □向后 □向左 □向右		
	疼痛：□TMJ □肌肉		
	TMJ触诊： □无 □清脆音 □摩擦音		

图 8 - 24　病历示例

任务二　常规治疗前检查项目

一、患者口腔及相关情况检查

（一）牙齿基本情况检查

牙齿的发育阶段，如乳牙期、替牙期，恒牙期；牙齿数目、形态、大小、颜色、有无龋齿等。重点检查个别牙齿错位情况及牙列是否拥挤，后牙有无锁𬌗。

（二）磨牙关系的检查

分为中性𬌗、近中𬌗和远中𬌗，即安氏Ⅰ、Ⅱ、Ⅲ类关系。

（三）前牙关系

主要看前牙是正常覆盖（上切牙切缘到下切牙唇面的水平距离≤3mm）、深覆盖（上下前牙切端的前后距离超过 3mm 以上者）还是反覆盖（下前牙切端位于上前牙切端的唇侧），前牙是唇向还是内倾等。

（四）上下颌的垂直向关系

上下颌前牙是正常覆𬌗（上前牙覆盖过下前牙唇面不超过切 1/3 且下前牙切缘咬在上前牙舌面切 1/3 以内）、深覆𬌗（上前牙覆盖过下前牙唇面超过切 1/3 或下前牙切缘咬在上前牙舌面切 1/3 以上者）、开𬌗（上下前牙切端间无覆𬌗关系，垂直向呈现间隙者）还是反覆𬌗（咬合时下前牙舌面覆盖下前牙牙冠的唇面）。

（五）口腔其他情况

口腔卫生状况、牙周组织、牙槽、唇、舌系带等是否正常。

（六）颞下颌关节

两侧关节区是否有压痛，关节做开闭口运动时有无弹响等。

（七）全身情况检查

有无全身性疾病及鼻炎部疾病，如鼻炎、扁桃体肥大等。

二、取全口模型

正畸模型是患者牙、牙弓、基骨、腭穹窿等形态及上下牙𬌗关系的精确复制用于治疗前的检查和治疗后的记录。临床常备两种模型：①记存模型，是矫治前、矫治过程中某些阶段及矫治完成后患者牙𬌗状况的记录，制作精准，需长久保存；②工作模型，是矫治装置制作及模型测量分析的载体。

（1）选择大小合适的托盘。

（2）取印模材按比例加水后使用调拌刀均匀调拌印膜材或使用印膜材调拌机器完成。

（3）印膜材分别平铺于上下颌托盘内完成患者口内印膜材阴模制取。

（4）调拌石膏均匀灌注在已经取好的印膜材阴模内，置于震动器上去除气泡。

（5）石膏烘干后从印膜材内完整取出，用铅笔在双侧上颌第一磨近中牙颊尖垂直向下画线至下颌牙记录咬合关系，修整模型边缘。

三、X 线检查

1. 根尖片 显示多生牙、缺失牙、阻生牙，以及牙根有无吸收、弯曲等情况。

2. 全口牙位曲面体层 X 线片 可全面观察全口牙发育情况及上下颌骨情况。

3. 头颅侧位片 可以对 X 线片进行测量，获得相应数据，便于临床诊断。

4. 锥形束 CT（CBCT） 为口腔颌面部提供高分辨率的三维影像信息，主要用于确定牙齿位置、观察牙根形态及牙槽骨壁厚度等。

四、面部及口内照相

用照片的形式来直观记录矫治前、中、后各个阶段面部及牙齿情况是正畸检查诊断中的重要步骤，可辅助诊断及制作病历。具体拍照方法见模块四。

1. 常用口外像

（1）正面像 显示正面自然及微笑状态。

（2）侧位像 显示侧面形态，包括鼻、颊唇沟结构及上下唇闭合状态等。

（3）3/4 侧位像 面部转向 45° 位置，介于正、侧位之间。

2. 常用口内像

（1）上、下船面像　分别显示上、下牙弓形态及拥挤状况。

（2）正船像　显示常态咬合状态时的前牙区及其拥挤状况。

（3）侧船像　显示常态咬合状时的颊侧牙区，反映尖牙、磨牙前后向关系以及前牙的覆船、覆盖关系。

知识链接

单反相机照相常用参数

在使用单反相机进行摄影时，常需调整相机设置参数，如感光度 ISO，数值越大，对光敏感程度越高，常用数值为 200。其他参数设置如下，仅供参考。

肖像拍摄：比例 1:8 ~ 1:12；光圈 F5.6，快门速度 1/60。

口内拍摄：比例 1:2 ~ 1:3；光圈 F22，快门速度 1/125，闪光灯强度 M/4。

颊侧拍摄：比例 1:2 ~ 1:2.4；光圈 F27 ~ F32，快门速度 1/125。

前牙覆盖拍摄：比例为 1:1；光圈 F27 ~ F32，快门速度 1/125。

在实际工作中，还需要根据使用相机性能及环境进行调整才能拍出满意的照片。

在完成以上检查项目后应根据检查内容制定出具体的治疗方案。以固定矫治为例，如患者同意治疗后则开始治疗前医疗器械物品的准备，口腔器械盘、托槽（固定矫正使用）、托槽粘接剂（粘接托槽用）、酸蚀剂（用来酸蚀牙面以便粘接剂粘接托槽）、牙面处理剂（酸蚀后对牙面预处理）、棉棒（取牙面处理剂用）、开口器（支撑患者口腔保持开口状态便于粘接托槽操作）、棉球等物品。粘接托槽的工作由医师和助手共同完成。

答案解析

目标检测

1. 患者基本情况不包括（　　）

　　A. 主诉　　　　　　　　B. 年龄　　　　　　　　C. 姓名

　　D. 性别　　　　　　　　E. 职业

2. 不属于患者病史的是（　　）

　　A. 得过高血压　　　　　B. 得过糖尿病　　　　　C. 曾经的住址

　　D. 曾经治疗史　　　　　E. 不良口腔习惯

3. 正畸治疗前 X 线检查不包括（　　）

　　A. 根尖片　　　　　　　B. 全口牙位曲面体层 X 线片　　C. 头颅侧位片

　　D. B 超　　　　　　　　E. 锥形束 CT

（代佳音）

书网融合……

重点小结

微课

习题

项目三十一　矫治器及矫治技术

PPT

学习目标

知识目标：通过本项目的学习，应能掌握不同类型矫治器的优缺点；熟悉不同类型矫治器的适应证；了解不同类型矫治器的应用流程。

能力目标：能运用相关知识为患者选择合适的矫治器。

素质目标：通过本项目的学习，树立纠正错殆畸形的信心及对患者的关怀意识。

任务一　活动矫治器　微课1

一、概述

活动矫治器是指可由患者自行摘戴的一类矫治器。本章介绍的活动矫治器为作用于牙齿和骨骼的简单活动矫治器，依靠卡环和黏膜吸附作用进行固位，根据需要在矫治器上添加附件从而产生矫治力。活动矫治器的优势与不足如下。

1. 优势　患者可自行摘戴，便于清洁，不易形成龋坏和牙周问题，同时也可以兼顾社交活动中的美观问题；一般不会产生过大的矫治力；乳牙期、替牙期患者无法使用固定矫治器时，可应用活动矫治器早期开展治疗。

2. 不足　如果患者不配合，很难发挥作用；对于牙齿的控制较差，复杂病例难以取得满意的疗效。

情境导入

情境：小娜今年4岁，在家人的带领下来到口腔医院，检查发现她为乳牙列，无龋病但是有前牙反殆，已能基本配合医生的要求。

思考：1. 乳牙列哪些错殆畸形有早期矫正的必要？

　　　2. 有哪些矫治器可以用于纠正她的错殆畸形？

二、活动矫治器的适应证

（1）乳牙期与替牙期的前牙反殆，无明显的骨性近远中不调者。

（2）仅需要有限的牙齿移动，以倾斜移动为主，如个别牙齿的位置改变、牙弓的扩展。

（3）乳牙期与替牙期破除不良习惯。

（4）无法使用固定矫治器的患者，如龋病高易感性者、严重釉质发育不全者。

（5）作为固定矫治器的辅助装置，如深覆殆患者可用平面导板配合打开咬合。

（6）正畸治疗中严重的殆干扰，可以用殆垫矫治器有效地解除殆干扰。

三、活动矫治器的应用流程介绍

（一）上颌𬌗垫舌簧矫治器

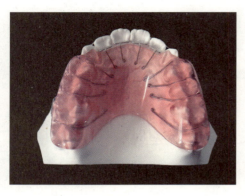

图 8-25　上颌𬌗垫舌簧矫治器

1. 适应证　适用于乳牙期或替牙期单纯的牙性前牙反𬌗。

2. 结构与制作要求　矫治器由卡环、邻间钩、上前牙腭侧舌簧、基托和两侧后牙𬌗垫组成；𬌗垫的厚度以解除前牙锁结为准，上下前牙离开 0.5~1.0mm（图 8-25）。

3. 矫治原理和应用流程　舌簧加力使上前牙唇向移位，每 2 周加力一次，等上下前牙覆𬌗、覆盖关系正常后，可逐次磨去 0.3~0.5mm 𬌗垫直至全部磨除，利于后牙建𬌗。要注意避免一次去除过多𬌗垫，否则容易导致舌体进入上下后牙之间造成后牙开𬌗。

4. 保持　前牙反𬌗纠正，后牙咬合紧密后可结束治疗，前牙在正常覆𬌗、覆盖下自然保持。若有不良下颌前伸习惯，则需要延长佩戴时间。

知识链接

Admas 氏卡环与长箭头卡

Admas 氏卡环（改良式箭头卡）是活动矫治器常用的固位装置。临床实践证明，对于缺乏倒凹的乳磨牙，其固位力常显不足。长箭头卡是 Admas 氏卡环的改进，主要特点是加大 Admas 氏卡环的颊侧桥体长度，使之跨置于多个牙齿的牙冠上，可有效增加固位。

（二）上颌分裂基托矫治器

1. 适应证　适用于上颌牙弓狭窄、后牙牙性反𬌗患者。

2. 结构与制作要求　上颌活动矫治器包括基托和双曲唇弓，扩弓装置可为螺旋扩弓器（图 8-26）。

3. 矫治原理和应用流程　螺旋扩弓器可根据需要进行不同速度的扩弓，前牙出现间隙时可在双曲唇弓加力，从而内收上前牙。

4. 保持　扩弓一般至少保持 3 个月。

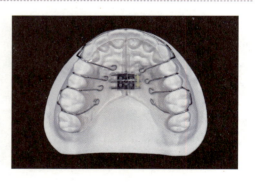

图 8-26　上颌分裂基托矫治器

（三）不良舌习惯矫治器

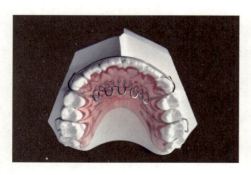

图 8-27　舌栅

不良舌习惯矫治器包括舌栅和舌刺（图 8-27）。

1. 适应证　适用于破除吐舌、伸舌、吮拇指等不良习惯。

2. 结构与制作要求　一般为上颌活动矫治器，后牙放固位卡环，前牙区根据吐舌范围放舌刺或舌栅。

3. 矫治原理和应用流程　戴上矫治器后即可阻挡舌的伸出，从而破除不良习惯。

4. 保持　破除不良吐舌习惯需 8 个月到 1 年。随后观察是否有不良习惯的反弹。

（四）平面导板矫治器（平导）

1. 适应证　适用于低角、均角患者深覆𬌗，可在固定正畸过程中使用。

2. 结构与制作要求　上颌活动矫治器，前牙舌侧基托的前缘加厚形成平面导板，咬合时下前牙咬在导板上，上下后牙离开 1.5 ~ 2.0mm（图 8 - 28）。

3. 矫治原理和应用流程　借助咬合力压低下前牙，上下后牙因无接触可伸长。

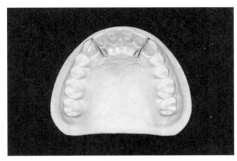
正面

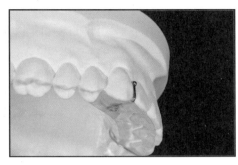
侧面

图 8 - 28　平面导板矫治器

（五）斜面导板矫治器（斜导）

1. 适应证　适用于上颌正常、下颌后缩的远中错𬌗。

2. 结构与制作要求　上颌活动矫治器，上前牙舌侧基托的前缘做一斜向后下的斜面导板，当下前牙咬在斜面导板的前斜面时，后牙离开 3.0 ~ 4.0mm（图 8 - 29）。

3. 矫治原理和应用流程　颌间距离加高，咀嚼肌张力增加，收缩肌通过斜面的作用，引导下颌向前运动。

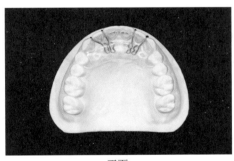
正面

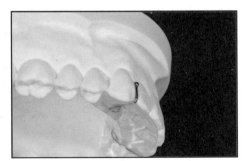
侧面

图 8 - 29　斜面导板矫治器

任务二　功能性矫治器 微课 2

>> 情境导入

　　情境：小卢今年 10 岁，在家长带领下来到口腔医院，检查发现她处于替牙晚期，深覆盖，其头侧片显示骨性Ⅱ类，下颌后缩，低角。

思考：1. 深覆盖有哪些矫治策略？

2. 有哪些功能性矫治器适合小卢，各有什么优缺点？

一、概述

功能性矫治器是一种本身并不产生任何机械力，通过改变口面部肌肉功能，从而促进正常咬合改建，引导颌骨发育以及调整颅面生长的矫治器。功能性矫治器绝大多数是可摘式活动矫治器，如肌激动器、功能调节器、生物调节器，此外还有固定功能性矫治器，如 Herbst 矫治器。

口腔颌面系统由牙齿、牙周膜、牙槽骨、基骨、颞下颌关节和周围的神经肌肉等组织构成。该系统对周围环境有很强的适应性，尤其在颌面生长发育期更为明显。功能环境的改变可以影响骨骼的表面形态和内部结构，从而发生骨骼塑形。功能性矫治器正是利用口颌系统的这一特点，通过改变口腔颌面部的肌肉功能环境来影响牙齿和颌面骨骼的生长发育，从而达到矫治错𬌗畸形的目的。

功能性矫治器的优势与不足如下。

1. 优点　能够充分利用牙弓和颌骨的生长潜能，有可能在早期获得较好的容貌改善效果；不要求必须有牙齿固位，替牙期也可治疗，在尖牙、前磨牙尚未萌出时即可产生矫治效果；需要双期矫治的患者，多数情况下可降低二期治疗的难度，缩短二期治疗时间。

2. 不足　不能精确移动牙齿到位；对青春期的患者反应各不相同，对成人无效；对于生长型不利的患者治疗效果差；有些功能性矫治器体积较大，戴用可能引起不适；可摘式的功能性矫治器要依赖患者的配合；多数患者需要进行二期的综合正畸，双期矫治总疗程一般较单期矫治长，总费用较高。

二、功能性矫治器的适应证

功能性矫治器是一种有效的生长改良治疗手段，但应注意其适应证。

1. 病因　适用于口面肌肉功能异常引起的功能性错𬌗及早期轻中度骨性错𬌗。功能性错𬌗一般具有后天获得性，有神经肌肉参与，由下颌位置及闭合道改变而引起。

2. 矫治时机　适用于处于生长发育期，尤其是对于有利生长型的患者。生长发育已完成的成年患者一般不适用，某些功能性矫治器（如 Herbst 矫治器），对于年轻成人也可能产生一定的矫治效果。

三、功能性矫治器的应用流程介绍

（一）Twin - block 矫治器

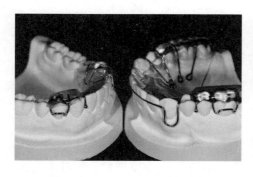

图 8 - 30　Twin - block 矫治器

1. 适应证　一般用于替牙晚期或恒牙初期的安氏 Ⅱ 类错𬌗畸形、深覆盖、深覆𬌗。安氏 Ⅱ 类 2 分类可在上颌矫治器上加前牙舌簧，一边推上前牙唇向移动，一边调整下颌位置（图 8 - 30）。

2. 应用流程

（1）前导期　通过上下颌斜面来矫治下颌位置，使下颌功能性前移，并调整颌间垂直高度。一般 2 ~ 6 个月见效。一旦前牙建立正常咬合关系即可调磨上后牙𬌗垫，促进下后牙伸长。

（2）建𬌗期　逐渐磨除上后牙𬌗垫，直到后牙完全建𬌗，一般需 4～6 个月。

（3）保持期　用带有上颌斜面导板的 Hawley 保持器来维持获得的切牙关系，至开始二期矫治；或直接进入二期正畸。

知识链接

Twin - block 矫治器对上气道的三维变化

Twin - block 矫治器联合上颌扩弓器可以使安氏Ⅱ类下颌骨后缩儿童鼻咽段、口咽段、舌咽段及上气道总容积增加，对口咽部的前后向深度有扩张作用，使上颌骨宽度增加、舌位趋于正常，有助于气道通畅性提高。

（二）Frankel Ⅲ矫治器

1. 适应证　适用于替牙期或恒牙初期的功能性反𬌗，下颌能后退到切牙对刃或接近对刃，最好不伴有拥挤，切牙反覆𬌗深，反覆盖浅，磨牙为近中关系的病例（图 8 - 31）。

2. 应用流程　初戴时勿过多调磨矫治器，给矫治器以足够的时间定位，并等待组织反应。复诊时要仔细观察组织反应，进行少量相应的修改、调磨。尽可能增加戴用时间，有助于获得良好疗效。

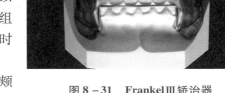

图 8 - 31　FrankelⅢ矫治器

（1）试戴　试戴时间为 1～2 周，复诊检查与唇挡、颊屏相邻的前庭沟和系带有无压迫，检查戴矫治器时唇的封闭状态与发音，轻度唇闭合不全和语言不清在患者有意识的训练后会很快消除。

（2）平时戴用时间　每天至少戴用 12 小时。

（3）治疗过程中矫治器的调整　在治疗过程中，随着上牙槽向前的发育，唇挡与牙槽逐渐贴近，复诊时可以将上唇挡适当前移以增加对上颌生长的刺激。在前牙反𬌗解除后，应去除上颌𬌗支托，使磨牙建𬌗。疗程较长者，为了更大限度地发挥矫治器对骨的刺激作用，到一定时间应重新制作矫治器。

（4）疗程　前牙反𬌗一般在治疗 3～6 个月解除，此时应当去除上颌𬌗支托，磨牙建𬌗在 9 个月左右，1 年左右可结束治疗。

任务三　固定矫治器 📱微课 3

一、概述

固定矫治器技术在 20 世纪初起始于美国，并不断改进。固定矫治器的组成包括托槽、弓丝和附件，通过牙齿与托槽之间的相互作用调控牙齿移动，具有固位良好、支抗充分、适用于施加各种类型的矫治力、有利于多数牙齿的移动、能有效控制牙齿移动的方向等特点。

（一）固定矫治器的演变

1928 年，Angle 首先提出方丝弓矫治器，方形矫治弓丝是这类矫治器的一个重要特点，主要通过其边缘与托槽方形槽沟间的作用而施力。

20 世纪 70 年代，Andrews 设计出直丝弓矫治器，源于方丝弓矫治器，但却根据不同牙齿的三维形态位置在托槽内预置了不同的轴倾角、转矩角且有不同的托槽底形态和厚度。直丝弓矫治器消除了在弓丝上弯制三种序列弯曲的必要，一根有基本弓形的平直弓丝纳入托槽，就可以完成牙齿三维方向的移动。

自锁托槽矫治技术属于低摩擦矫治技术，但作为直丝弓矫治技术的重要分支，其临床应用应该遵循直丝弓矫治技术的基本原则，同时又由于它的低摩擦系统和托槽设计的特点，能够实现轻力矫治。

>> **情境导入**

情境：卢卢今年12岁，在家长陪同下来到口腔医院，检查发现牙列拥挤，凸面型，医生建议选择拔牙正畸，从而排齐牙齿同时改善面型。

思考：1. 青少年自律性不强时，可以选择哪些矫治器？

2. 若采用固定矫治器，她的矫治过程会是怎样的？

知识链接

固定矫正技术的发展阶段

固定矫治技术的发展具有多个阶段，包括方丝弓矫治技术、Tweed - Merrifield 技术、直丝弓矫治技术、Begg 细丝弓矫治技术、Tip - edge 直丝弓矫治技术、自锁托槽技术、传动矫治技术、舌侧矫治技术等。

（二）固定矫治器的组成

1. 托槽和磨牙颊面管 其可以直接粘接于牙面上，有时颊面管可以焊接于不锈钢带环上。

2. 弓丝 与托槽接触并从颊面管中穿过。

3. 附件 根据矫治器不同而变化，通常包括：结扎丝、弹性皮圈、舌侧扣、转矩簧、镍钛拉簧和用于增强支抗或扩弓的固定装置。

二、固定矫治器的适应证

1. 个别牙齿的错位 牙齿唇、颊向错位，舌、腭向错位，近中错位，远中错位等。

2. 牙弓形态和牙排列的异常 牙弓狭窄、腭盖高拱、牙列拥挤、牙列间隙等。

3. 上下牙弓、上下颌骨与颅面关系的异常 下颌后缩，开唇露齿，上下牙弓前突，深覆𬌗、深覆盖、反𬌗、锁𬌗与开𬌗等。

三、固定矫治器的应用流程介绍

正畸固定矫治可以分为许多个阶段，每个阶段都具有一系列目标。下面以自锁托槽矫治技术为例简要介绍。

（一）排齐整平

（1）镍钛圆丝阶段，初步排齐整平明显错位牙齿，不要求完全纠正扭转，一般每8~10周复诊一次（图8-32）。

（2）镍钛方丝阶段，实现完全排齐（转矩、扭转、轴倾角）；继续整平，为进入不锈钢方丝作准备，一般每6~8周复诊。不建议频繁更换弓丝。

初期为了有效排齐牙齿，应使用细的镍钛圆丝以尽量增加弓丝与托槽间的余隙，使系统中的摩擦力尽可能小，减低牙齿移动阻力，此时矫治力也会相对较轻；而后为了有效纠正扭转，与传统结扎托槽不同，自锁托槽技术需要早期使用深径达 0.025 英寸（1 英寸 = 2.54cm）的小尺寸镍钛方丝（如 0.014 英寸 ×0.025 英寸或 0.016 英寸 ×0.025 英寸的镍钛丝），可以尽量减小弓丝与托槽之间的余隙，有利于托槽三维数据的表达。

（二）间隙关闭及颌间关系调整

主要进行拔牙间隙的关闭（图 8 – 33）及牙弓间咬合关系的调整。多使用不锈钢方丝，配合相应颌内及颌间牵引。一般每 4~6 周复诊。应继续采用深径在 0.025 英寸的不锈钢弓丝，否则可能出现扭转复发。由于系统的低摩擦状态，该阶段施加的矫治力可以较传统技术减低。

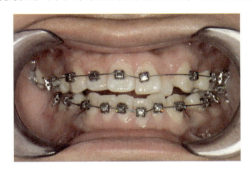

图 8 – 32　0.013 英寸镍钛圆丝入槽初步排齐

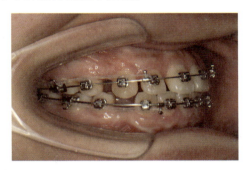

图 8 – 33　在 0.019 英寸 ×0.025 英寸不锈钢弓丝上滑动法关闭间隙

（三）精细调整

主要进行咬合关系、牙位的细调（图 8 – 34）。根据需要选择合适的弓丝。需注意，因其为被动、窄的自锁托槽，较易出现托槽定位不准、扭转纠正不足或外展表达不足的情况。

（四）保持

当上下牙列排齐整平，拔牙间隙关闭，覆𬌗、覆盖正常，达到矫治目标后，可拆除矫治器（图 8 – 35），为患者选择合适的保持器，从而维持矫治效果。

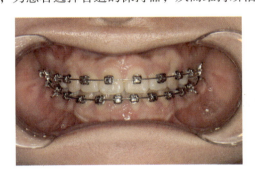

图 8 – 34　关闭间隙后精细调整

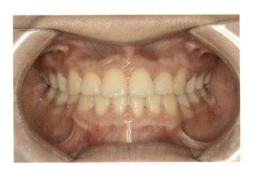

图 8 – 35　拆除固定矫治器

任务四　隐形矫治器　🅔 微课 4

▷▷ 情境导入

情境：患者，女，24 岁，大学毕业刚开始职场生活，因牙齿拥挤不齐常无法自信展露笑容。她想进行牙齿正畸，但是她觉得固定矫治器太明显，无法满足她的美观需求。

思考：1. 除了固定矫治器，还有别的矫治器可以满足成年人的美观需求吗？

2. 隐形矫治器有哪些优缺点？

一、概述

20 世纪末，美国首先研制开发出无托槽隐形矫治器并应用于正畸临床。由于其使用计算机辅助设计和加工制作出成套透明的活动矫治器，真正实现了无托槽隐形矫治器加工的系统化、科学化、个性化以及生产的规模化。国内的无托槽隐形矫治器于 2003 年完成自主研发并进入国内正畸临床应用。

隐形矫治器的优势与不足如下。

（一）优势

1. 外形美观，佩戴舒适 佩戴无托槽隐形矫治器不易被他人发现，不影响美观，戴用舒适，与牙齿的贴合性好，对口腔黏膜的刺激较小，对发音没有明显的影响。

2. 口腔卫生易于维护 无托槽隐形矫治器可在进食、刷牙和使用牙线时取下，减少了食物和菌斑在口腔内的滞留时间，降低了牙齿脱矿和牙周炎发生的风险。

3. 椅旁操作时间相对较短 治疗过程中，患者按顺序更换预先制作好的矫治器，每次复诊时医生只需检查附件的牢固情况、矫治器与牙齿的贴合程度、牙齿是否按照预期移动等，因而减少了医生椅旁操作时间。

4. 矫治设计的可视性 通过三维设计方案，医生可以确定矫治目标位的牙齿排列是否合理，明确矫治后牙齿移动的方向和距离，同时可以通过动画演示观察牙齿移动的先后顺序及其合理性。

（二）不足

1. 治疗效果与患者依从性高度相关 因为隐形矫治器为活动矫治器，要求患者每天佩戴 22 小时，若佩戴时间不足，或未按照医生要求佩戴，则不能起到矫治效果。

2. 有严格的适应证选择 医生需要判断患者是否符合隐形矫治器的适应证，从方案与实现来说，隐形矫治非所见即所得，可能出现牙齿不能移动到预先设计的位置，以及部分复杂牙齿移动较难控制的情况。

二、隐形矫治器的适应证

随着隐形矫治器技术日益广泛的应用，基础和临床研究的不断深入，适应证范围也在不断扩展。按照矫治结果的可预测性，将适应证分为以下 3 类。

1. 高度可预测病例 指能精确实现矫治目标的病例。

（1）临床牙冠有足够高度，可保证矫治器良好固位。

（2）牙量骨量不调 ≤4mm，可利用 2～4mm 的唇颊远中扩弓解除拥挤的轻度牙列拥挤病例。

（3）牙量骨量不调 >8mm，重度牙列拥挤的安氏 I 类错𬌗减数病例。

（4）关闭 <4mm 的散在间隙。

（5）减数下切牙。

（6）牙性反𬌗。

（7）I ～ II 度深覆𬌗。

2. 中度可预测病例 指需要有一定无托槽隐形矫治经验的医师进行治疗，方能精确实现矫治目标的病例。

（1）II 度深覆𬌗，需要牙齿控根移动的病例。

（2）远中移动后牙 ≤4mm 的病例。

（3）需行颌间牵引的病例。

（4）牙齿松动度为Ⅰ度及以上的病例。

（5）前牙轻度开𬌗，需前牙伸长的非减数病例。

（6）前牙中度开𬌗，需减数内收牙弓的患者。

3. 低度可预测病例　指需要有丰富的无托槽隐形矫治及固定矫治经验的医师进行治疗，方能精确实现模拟矫治目标的病例。

（1）前磨牙及下颌尖牙重度扭转。

（2）双颌前突需减数内收的深覆𬌗病例。

（3）后牙需前移 >2mm 的前磨牙减数病例。

（4）临床牙冠萌出高度不足。

（5）需正畸 – 正颌联合治疗。

三、隐形矫治器的应用流程介绍

（一）病例资料的采集要求

1. 资料采集　包括患者面部及口内照片、曲面体层 X 线片及头颅侧位 X 线片，必要时拍摄锥形束 CT。

2. 数字化模型的获取　可利用硅橡胶印模或数字化口内扫描仪获取牙列及牙龈的详细信息，并建立数字化模型（图 8 – 36），用于模型分析、治疗计划制订以及疗效预测。

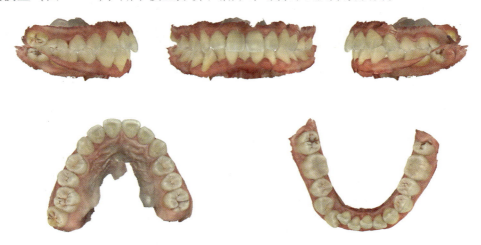

图 8 – 36　利用数字化口内扫描仪获得的数字化口内模型

知识链接

数字化口内扫描

用探入式光学扫描头直接在患者口内获取软硬组织信息并建立三维模型，操作方便且省时省力，近年来在临床上得到更广泛的应用。该技术最大的优势在于免除了传统临床取模的流程，省略了临床制取印模、翻制石膏模型的步骤。取模时，医生拿起口腔扫描的探头，放到患者口内轻轻地扫描，与此同时，电脑显示屏上渐渐呈现出口腔 3D 模型，获取的 3D 模型数据不仅色彩逼真，还可以放大、缩小、360 度旋转，患者可以直观地看到自己牙齿的情况。

（二）矫治方案的设计流程

提交病例、修改和确认设计方案：病例提交时要将患者的基本信息、主诉、主要错𬌗表现、口内及面部照片、影像学资料以及口内扫描数字模型进行上传，同时完成处方表（包括矫治目标和具体矫治要求）。技师制作模拟牙齿移动的设计方案，医生可以将修改意见回传给技师，也可以直接对三维方案进行修改。

（三）隐形矫治器的主要临床操作

1. 附件类型与粘接　附件分为传统附件和优化附件（图 8 - 37），能增加隐形矫治器与牙齿的接触面积，起到加强固位的作用，同时也有利于特定方向的牙齿移动控制。附件以光敏树脂作为成型材料，通过附件模版粘接在牙冠的特定部位。

2. 邻面去釉（减径，片切）　一般认为片切的最大厚度不超过原牙釉质厚度的 50%，多数牙齿的单侧釉质面最多可以被片切 0.5mm（图 8 - 38）。正确的邻面去釉技术包括计算去釉量、间隙分配、去釉、间隙测量、改形、抛光和釉质保护。去釉可使用金刚砂车针、单/双面金刚砂条等，操作时注意保护牙龈乳头和唇舌软组织，保证牙齿外形及接触点正常。

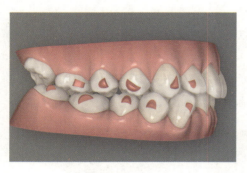

图 8 - 37　传统附件和优化附件

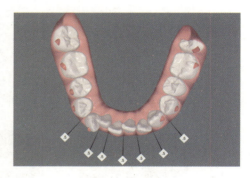

图 8 - 38　下颌牙列利用邻面去釉获取间隙示意图

（四）隐形矫治器的复诊监控

1. 患者依从性　需要在治疗全程反复评估患者的依从性并强调其重要性。

2. 牙齿移动的实际效果　检查矫治器与牙齿是否紧贴，是否存在脱轨现象。

3. 牙齿的邻接关系　使用牙线检查牙齿邻接点的松紧，如果过紧，需要及时松解。

4. 附件检查　对于边缘有缺损或已脱落的附件要及时进行重新粘接。

5. 牙齿咬合检查　注意是否有𬌗创伤存在，注意少量调𬌗。

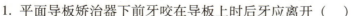 **目标检测**

答案解析

1. 平面导板矫治器下前牙咬在导板上时后牙应离开（　）

　A. 3.0~5.0mm　　　　　B. 2.0~2.5mm　　　　　C. 1.5~2.0mm

　D. 2.5~3.5mm　　　　　E. 5.0~6.0mm

2. 下列关于扩弓螺旋器的说法，错误的是（　）

　A. 把螺旋器放在尖牙与第一前磨牙之间可推前牙向前

　B. 用螺旋器快速扩弓是矫形力

　C. 每周加力，1~2 次，每次旋转1/4圈是快速扩弓

　D. 把螺旋器放在牙弓中央可扩大全牙弓

E. 把螺旋器放在第二前磨牙与第一磨牙之间可推第一磨牙向后

3. 活动矫治器的组成部分不包括　（　　）

    A. 箭头卡环　　　　　　　　B. 邻间钩　　　　　　　　C. 双曲唇弓

    D. 带环　　　　　　　　　　E. 双曲舌簧

4. 功能性矫治器的主要使用对象为　（　　）

    A. 替牙期　　　　　　　　　B. 乳牙期　　　　　　　　C. 成人期

    D. 恒牙期　　　　　　　　　E. 以上均正确

5. 功能性矫治器最常用于　（　　）

    A. 任何年龄的下颌后缩　　　B. 乳牙期反𬌗　　　　　　C. 恒牙期Ⅲ类错𬌗

    D. 替牙期近远中错𬌗　　　　E. 以上均正确

6. 下列关于功能性矫治器的说法，错误的是　（　　）

    A. 功能矫治器是一种可摘矫治器

    B. 功能矫治器不产生任何机械力

    C. 矫治年龄一般在 12 ~ 18 岁

    D. 主要用于口面肌肉功能异常所引起的功能性错𬌗畸形

    E. 功能性矫治器一般不用于成人

7. 固定矫治器的组成部分不包括　（　　）

    A. 带环　　　　　　　　　　B. 矫治弓丝　　　　　　　C. 托槽

    D. 末端弯　　　　　　　　　E. 邻间钩

8. 排齐整平阶段一般复诊间隔时间为　（　　）

    A. 8 ~ 10 周　　　　　　　　B. 10 ~ 12 周　　　　　　　C. 1 ~ 2 周

    D. 2 ~ 3 周　　　　　　　　　E. 3 ~ 5 周

9. 在方丝弓矫治器应用过程中，排齐和整平牙列时最常用的弓丝为　（　　）

    A. 镍钛圆丝

    B. 0.018 英寸 × 0.025 英寸的不锈钢丝

    C. 0.018 英寸的不锈钢圆丝

    D. 镍钛方丝

    E. 0.016 英寸的不锈钢圆丝

10. 下列正畸矫治器中最隐形的是　（　　）

    A. 唇侧陶瓷托槽矫治器

    B. 活动矫治器

    C. 无托槽隐形矫治器

    D. 唇侧单晶托槽矫治器

    E. 唇侧金属托槽矫治器

11. 无托槽隐形矫正与传统固定矫治的区别在于　（　　）

    A. 矫治器不同　　　　　　　B. 牙移动方式不同　　　　C. 矫治理念不同

    D. 美观程度不同　　　　　　E. 以上都是

12. 下列关于无托槽隐形矫治的说法，错误的是　（　　）

    A. 20 世纪末，美国首先开发出无托槽隐形矫治器

B. 无托槽隐形矫治因满足美观需求获得了很大的发展

C. 国内的无托槽隐形矫治器于 2001 年进入正畸应用

D. 利用三维成型软件辅以尖端制造工艺

E. 隐形矫治器和固定矫治器在治疗理念上有所不同

（吴　娜）

书网融合……

重点小结　　微课 1　　微课 2　　微课 3　　微课 4　　习题

项目三十二 正畸治疗的口腔健康维护

微课
PPT

学习目标

知识目标：通过本项目的学习，应能掌握正畸治疗中常见的口腔问题；熟悉釉质脱矿和牙周组织损害的临床表现；了解釉质脱矿和牙周组织损害的病因。

能力目标：能运用口腔保健知识进行口腔卫生健康教育。

素质目标：通过本项目的学习，树立对患者口腔卫生关爱的意识。

情境导入

情境：患者，女，12岁，在家长陪同下来到口腔医院，检查发现口内牙列不齐，需要进行正畸治疗。但目前口腔卫生不佳，牙龈红肿，可见明显软垢和牙石。

思考：1. 该患者是否可以直接开始正畸治疗？

2. 正畸治疗中，应如何维持口腔卫生？

3. 如何看待家长在青少年正畸治疗中的作用？

任务一 正畸治疗中常见的口腔问题

正畸治疗中常见的口腔问题有釉质脱矿和牙周组织健康损害，虽然口腔正畸治疗并不是直接原因，但正畸医师有义务对患者进行口腔健康教育，监督其口腔卫生行为，从而避免上述问题的出现。

一、正畸治疗中的釉质脱矿

（一）病因

正畸治疗中，尤其是在使用固定矫治器的矫治过程中，由于托槽粘接在牙齿上，托槽之间被弓丝遮挡的牙面以及托槽龈方的釉质区部位不易清洁，食物残渣容易附在牙齿表面，出现菌斑滞留。如果患者没有及时清除牙面上的菌斑，又有不良的饮食习惯，菌斑中的致龋菌不断地将糖类转化为酸，最终导致釉质脱矿。

（二）临床表现

在固定正畸治疗中（图8-39）或拆除矫治器后（图8-40），有些患者可在牙齿的唇（颊）面上发现形态不规则的白垩色斑，即釉质脱矿。长期临床观察表明，刚拆除托槽时，釉质脱矿病损呈不透明的白垩色斑，边缘清晰可见。以后的数月中，脱矿病损会出现一定程度的再矿化，白垩色斑边缘变模糊，白垩色变浅。但这一过程相当漫长，仍有许多白垩色斑不会在短期内消失。

（三）好发部位

临床调查表明，上颌前牙最容易发生釉质脱矿，其中侧切牙的发病率最高，下颌尖牙和前磨牙也是易感牙位。上颌牙齿釉质脱矿的程度要重于下颌牙齿。出现釉质脱矿的牙齿上，托槽周围的釉质和托槽龈方的釉质区是好发部位。

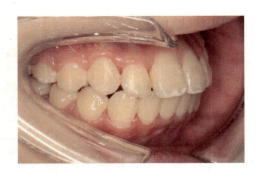

图 8 - 39　固定正畸中可见白垩色斑　　　　图 8 - 40　固定正畸结束后可见白垩色斑

釉质脱矿 - 白垩色斑的治疗

对于固定矫治后牙面白垩色斑的治疗方法一般分为 3 种：一是渗透树脂修复；二是釉质微研磨；三是促进釉质的再矿化，如氟化物、酪蛋白磷酸肽 - 无定形磷酸钙纳米复合体以及新型仿生矿化材料。

二、正畸治疗中的牙周组织炎症

（一）病因

菌斑滞留是导致牙周组织炎症的直接原因。固定矫治器的存在会影响牙龈的自洁，容易导致菌斑滞留。如果患者不能很好地保持口腔卫生，就会出现牙龈炎症。

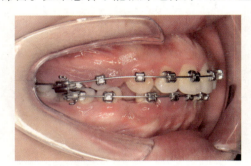

图 8 - 41　固定正畸中牙龈红肿、增生

（二）临床表现

最常见的牙周组织炎症是牙龈炎症，主要表现为牙龈红肿、探诊出血，有些患者则表现为牙龈增生（图 8 - 41）。多数情况下，这种变化是暂时的，只要患者进行牙齿洁治并保持好口腔卫生，牙龈炎症可以消失，不会出现牙周组织的永久性损害。但有些患者因未能维护好口腔卫生，出现严重的牙龈红肿、增生，牙龈炎症发展为牙周炎，进而导致附着丧失，表现为牙周袋探诊深度增加、牙槽骨吸收、牙齿松动度增大以及牙龈退缩等。

任务二　正畸治疗中的口腔健康教育与卫生保健

临床上观察到釉质表面出现明显的白垩色斑时，釉质脱矿的程度已经较重，很难使已脱矿的釉质发生完全的再矿化，牙周附着丧失也是不可逆的。因此，对于正畸治疗中出现的牙釉质脱矿和牙周组织损害，要做到预防为主，应对患者进行口腔健康教育以及口腔保健，预防并阻止这些问题的发生。

一、口腔健康教育

有效的口腔健康教育不仅能让患者掌握正确有效的刷牙方法，养成良好的卫生习惯，做好自身的口腔卫生维护，也是对患者合作性的锻炼和培养，减少患者不按时复诊的次数以及中途停止正畸治疗的可能性。

1. 正畸治疗前提高患者对于菌斑控制重要性的认识　正畸治疗前，就要告知患者菌斑控制的重要性，进行口腔卫生宣教和指导，尤其是本身口腔卫生状况不佳的患者，需要等其自身的口腔卫生状况改善后再开始治疗。

2. 正畸治疗中重视对患者的口腔健康教育　在患者每次复诊时检查其口腔卫生状况，在病历上记录的同时进一步指导患者如何维护自身的口腔健康。对于总不能做好口腔卫生维护的患者，应不断强调口腔卫生不良的危害，同时暂停正畸治疗一段时间。

3. 重视家长的监督作用　患者未成年时，应让患者及其家长了解口腔卫生不良对于牙齿及牙周健康的危害，使家长能够重视并起到协助教育和监督的作用。

二、口腔卫生保健

（一）正畸治疗前的准备工作

在正畸治疗前应仔细检查患者的口腔卫生状况和存在的牙体、牙周疾病。对于牙体牙髓疾病应在矫治前进行完善的治疗；对于已经存在牙周问题的患者，则应先进行系统的牙周基础治疗，在牙周疾病得到充分的控制且病情稳定后，才能进行正畸治疗。

（二）菌斑控制

控制菌斑是预防正畸治疗中釉质脱矿和牙周组织损害的最有效方法，及时清除牙面和矫治器上游离的菌斑和食物残渣，就相当于消除了病因。

1. 刷牙和其他辅助清洁方法　目前推荐使用的是改良 Bass 法刷牙。对于固定矫治，某些不易清洁的部位（弓丝下方被遮挡的牙面）可以使用间隙刷清理；牙齿邻面可以使用牙线来清洁；冲牙器也是一种患者维护自身口腔卫生的方法。对于活动矫治，也需要每天清洗矫治器。

2. 专业清洁　应根据患者的口腔卫生状态定期为患者进行牙周洁治，清除龈上菌斑和牙石。对于患有牙周疾病的患者在矫正中还应定期进行牙周情况的检查，当发现病情变化时，应及时进行牙周治疗。

答案解析

目标检测

1. 正畸过程中常见的口腔问题是（　　）
   A. 釉质脱矿与牙周组织健康损坏　　　　　　　　B. 根尖炎
   C. 牙周袋　　　　　　　　　　　　　　　　　　D. 牙髓炎
   E. 龋齿

2. 固定矫治器治疗中牙釉质脱矿的好发部位是（　　）
   A. 上颌第一磨牙　　　　B. 下颌第一磨牙　　　　C. 上颌尖牙
   D. 上颌侧切牙　　　　　E. 下颌切牙

3. 正畸治疗过程中牙周组织可能出现的反应有（　　）
   A. 牙龈增生　　　　　　B. 牙龈退缩　　　　　　C. 牙根吸收
   D. 以上均正确　　　　　E. 以上均错误

（吴　娜）

书网融合……

重点小结　　　　　　　　微课　　　　　　　　习题

项目三十三 正畸治疗后的保持

学习目标

知识目标：通过本项目的学习，应能掌握保持的必要性和影响保持的因素；熟悉保持器的种类；了解保持器的应用流程。

能力目标：能运用正畸保持和保持器相关知识为患者选择合适的保持器并告知注意事项。

素质目标：通过本项目的学习，树立对矫治后患者的关心意识。

情境导入

情境：某患者因为牙列不齐进行正畸治疗，经过 2 年时间达到矫治目标，今日拟结束主动正畸，到院拆除口内固定装置。

思考：1. 拆除口内固定装置后，正畸是否就结束了？

2. 患者需要选择什么类型的保持器？

3. 哪些因素会影响患者的正畸结果保持？

任务一 保持的必要性与影响保持的因素

一、保持的必要性

错𬌗畸形经过矫治后，因多种原因，牙齿和颌骨有恢复到原有状态的趋势，即复发。保持是防止复发的手段，是正畸方案设计与疗效维持中非常重要的环节。

二、影响保持的因素

1. 牙周组织的改建尚未完成 在矫治力的作用下，牙齿移动，牙周组织会发生适应性改建，最终改建一般需要 6 个月至 1 年的时间才能完成。如果在牙周组织改建完成之前没有进行有效的保持，牙齿很容易复发到原来的位置。

2. 肌动力平衡的改建尚未完成 正畸治疗改变了牙齿、牙弓或颌骨的位置，破坏了原有唇、颊、舌肌及口周肌的肌动力平衡，而新的肌动力平衡建立需要一定的时间，肌动力不平衡也会导致复发。

3. 𬌗的平衡尚未建立 建立良好的咬合关系是确保矫治后牙齿稳定于新位置的关键因素。新建立的咬合关系尚处于一种不稳定的状态，所以也会影响保持。

4. 生长型可能影响矫治效果 异常的生长发育和生长型可能会导致错𬌗畸形的复发，不利于保持。比如下颌前突导致的前牙反𬌗经过矫治，若随着生长发育，下颌进一步向前发育，反𬌗可能会复发。

5. 口腔不良习惯未破除 口腔不良习惯例如吐舌，咬唇等，也会造成复发，影响保持。所以在正畸方案设计中要考虑不良习惯的破除。

任务二　保持器的种类

一、活动保持器

1. 压膜保持器　由高分子聚乙烯酞做成的压膜片经加热烤软后，通过空气压膜机在负压状态下的石膏模型上压制成形（图8-42）。保持器包绕整个牙面至龈缘，起到保持牙齿位置的作用。制作简单、舒适、不影响下颌运动、易清洁。此外，其材料透明，美观性强，易被患者接受，除吃饭、刷牙外可以全天戴用，是目前常用的活动保持器。

知识链接

压膜保持器的3D打印

透明保持器目前只能在石膏模型或3D打印模型上压膜制作。目前市场上没有可用于直接3D打印透明保持器的树脂，因此，要通过3D打印制作精准的透明保持器，新材料的出现或打印材料的改进必不可少。

2. 标准Hawley保持器　它由双曲唇弓、一对磨牙单臂卡环或箭头卡及树脂基托组成（图8-43）。唇弓应与切牙接触，但无压力，用来防止牙齿唇舌向及扭转的复发。如果是深覆𬌗病例，可在上颌保持器切牙的腭侧制作平面导板，以防深覆𬌗的复发。

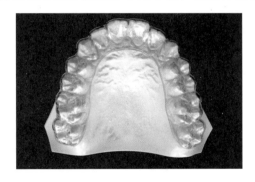
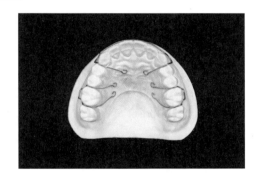

图8-42　压膜式保持器　　　　　　　　图8-43　标准Hawley保持器

3. 改良Hawley保持器　主要是改变了尖牙处唇弓的弯制。双曲唇弓的远中段向后延伸到最后磨牙单臂卡处，并与单臂卡焊接（图8-44）。钢丝不通过牙间外展隙的𬌗方，因此即使戴上矫治器，后牙也可以完全咬合。

二、固定保持器

固定保持器是粘接于牙舌侧的保持器。舌侧丝采用多股麻花丝，优点在于不需要患者配合，可长期保持，位于牙齿舌侧面，美观性较好；缺点是增加了牙齿清洁的难度，部分舌侧丝脱落时不易发现，容易导致复发。

针对不同的临床情况，固定保持器的设计可有相应改变，分为下前牙区舌侧固定保持器和粘固式前牙固定舌侧保持器（图8-45）。

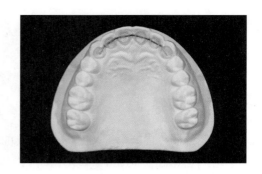

图 8 – 44　改良 Hawley 保持器　　　　　图 8 – 45　粘固式前牙固定舌侧保持器

任务三　保持器的应用流程介绍

一、保持器的选择和优缺点

如何替患者选择合适的保持器类型是需要从多个方面分析的。一般我们可以从美观性、舒适性、清洁性以及对患者配合性要求高低这几方面综合考虑。对于不同的患者，也可以设计两种以上保持器的组合搭配进行保持（表 8 – 1）。

表 8 – 1　不同保持器的优缺点

保持器种类	美观性	舒适性	清洁性	对患者配合性的要求
压膜式保持器	较好	较好	较好	较高
Hawley 保持器	一般	一般	较好	较高
固定舌侧保持器	较好	较好	一般	一般

二、保持的时间

一般在拆除矫治器的最初 6 ~ 12 个月内全天戴用；此后的 6 个月内，仅夜间戴用；再后 6 个月，隔日夜间戴用。在戴用保持器期间，定期复查十分重要。

根据错𬌗类型、矫治方法等，保持的时间可分为以下几种。

1. 不保持　牙性反𬌗和功能性反𬌗在反𬌗解除后，若已建立足够的覆𬌗，通常不需要保持，但是对于尚有生长发育潜力的患者，需要观察。

2. 有限时间保持　上颌前突、深覆𬌗、扭转牙等矫治需要有限时间保持。

3. 永久保持　扩弓治疗（尤其是下颌扩弓）、上中切牙间隙、牙周病所致的前牙扇形移位等，需要永久保持。

·· · ·　**目标检测**

答案解析

1. 用软橡胶或弹性塑料制成，戴在上下颌所有牙齿的冠部，此种保持器属于（　　）

　　A. 标准的 Hawley 保持器　　　　　　　　B. 改良 Hawley 保持器

　　C. 牙齿正位器　　　　　　　　　　　　　D. 颏兜

　　E. 固定保持器

2. 下列关于 Hawley 保持器的说法，正确的是（　　）

    A. 设计原则为：最后的磨牙上放一对单臂卡环

    B. 唇弓的长度应包括已矫治的牙

    C. 基托的边缘应与前牙舌隆突密贴

    D. 唇弓应与切牙接触，但无压力，用来防止牙齿唇舌向及扭转的复发

    E. 以上均正确

3. 保持器须全天载用的时间是摘除保持器后的最初（　　）

    A. 1~2 个月　　　　　　B. 3~4 个月　　　　　　C. 5~6 个月

    D. 6~8 个月　　　　　　E. 6~12 个月

（吴　娜）

书网融合……

重点小结　　　　　微课　　　　　习题

项目三十四 种植义齿

PPT

学习目标

知识目标：通过本项目的学习，应能掌握种植义齿的定义；熟悉种植义齿的适应证和禁忌证；了解种植义齿的应用流程。

能力目标：能够运用种植牙定义来简单阐述种植应用流程的内涵。

素质目标：通过本项目的学习，树立对种植的正确认识和对种植患者的关爱意识。

情境导入

情境：丹丹是医学美容技术专业的学生，这学期学习了"美容牙科技术"课程中的种植义齿章节。她认为章节的内容对她将来专业发展没有帮助。

思考：1. 掌握种植义齿的知识对应的是什么工作岗位？

2. 医学美容技术的学生将来会不会用到种植技术方面的知识？

任务一 概 述

种植义齿是在种植体支持和固位的基础上完成的一类缺牙修复体。所以，种植义齿作为口腔内的植入物，支持和固位是其重要的特点。种植义齿的出现最早可以追溯到古埃及，通过对出土人类颌骨化石的调查研究发现镶嵌有宝石或黄金雕刻的牙齿形状植入物体，是种植义齿的原始雏形。

随着社会的发展，口腔医疗技术不断改进，大众对口腔保健知识的意识也在不断增强，使得口腔医生和患者的关注点从解决因为咀嚼系统发生的各种疾病和保存患牙方面逐渐转移到让患者更舒适地行使咀嚼功能以及使口内修复的义齿显得更加"真实、靓丽"。目前，随着种植技术等一系列口腔美容学数字化技术的出现及快速发展，使口腔医生对实现患者在口腔功能和美学方面的期望信心倍加。如图9-1A所示，患者左上中切牙（以下简称"21"）因为外伤导致牙冠折断，影响患者的日常工作生活。图9-1B展示患者通过种植修复治疗后，不仅恢复了较舒适的咀嚼功能，还获得了满意的美观效果，如图9-1C所展示的治疗效果。

在种植义齿发展的初期，其主要目的是解决口腔修复工作中遇到的一些疑难病例，比如利用种植体可以延长修复义齿在颌骨中的存留时间及固位效果，而对于其美学考虑则放于次位。对于种植义齿与牙龈、颌骨之间的软硬组织界面微观方面的认识不够透彻，与天然牙周支持相比，种植义齿在机体口腔内的可靠性存在一些疑问。因此，种植义齿在审美需求与义齿功能、保健方面存在矛盾时，应优先考虑后者。

为了解决种植义齿在软、硬组织界面的难题，提高成功率，20世纪60年代，瑞典学者Brånemark教授通过对种植体各种材料及种植体与骨界面间的关联研究，提出了"骨结合"理论，为种植技术发展奠定了理论基础，为后来种植义齿的应用和普及做了巨大的贡献。随着科技的进步，通过对种植体等重要元件的改进，结合周密的、个性化的治疗计划及显微外科手术的推广，使得种植义齿的美学效果得到很大的提高，使得社会对种植义齿在功能和美学方面取得的效果得到了充分肯定。

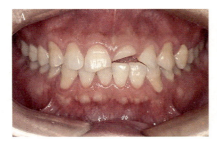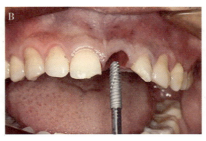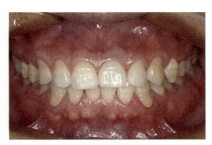

图 9 - 1　种植义齿修复左上前牙口内照片
A. 种植修复术前；B. 种植修复术中；C. 种植修复术后

1. 种植义齿的基本结构　种植义齿主要由种植体、基台以及修复体三部分组成。

（1）种植体　是种植义齿的核心部分，它通过外科手术并利用专用的种植机植入到颌骨内预先设计的位置，来获得后期的固位和支持作用。市场上各种型号的种植体基本上均被设计成单牙根型或圆柱型，并通过表面处理与颌骨发生特殊的"骨结合"。对于埋入式种植体，在植入种植术后均需要覆盖螺栓连接于种植体顶部，主要作用是防止骨组织、纤维组织等在种植体愈合过程中长入基台连接处。

（2）基台　作为种植体和上部冠修复体间的桥梁，发挥着重要的连接作用，根据修复连接固位方式，基台可被分为粘接固位基台、附着固位基台以及螺栓固位基台。此外，按照种植体和基台二者长轴的位置关系，也可以将基台分为直基台和非直基台（又称角基台）。它的重要功能是基底部连接于种植体，具有抗旋转作用，其顶部突出于牙龈黏膜与冠修复体结合，并通过固位螺栓将其固定在种植体上。

（3）修复体　即人工牙冠，是固定于基台上方，发挥舒适的咀嚼功能并实现美学修复的结构。根据患者不同的要求、缺牙情况等条件，人工牙冠的主要选择包括金属烤瓷牙冠和全瓷牙冠，目前主要因全瓷牙冠美学方面的特点被大众视为主流选择类型。

2. 种植义齿所需的其他部件　主要有愈合帽、转移体和替代体等。

（1）愈合帽　是在种植二期手术暴露种植体后需要旋入种植体，形成种植体穿黏膜的过渡区域，发挥引导种植体周围软组织愈合的作用。由于愈合帽能够引导牙龈上皮组织生长，形成沟内上皮，因此也被称为牙龈成形器。

（2）转移体　主要是用于制取印模时将种植体平台在牙列中的位置和方向准确转移到工作模型上，便于在工作模型中的替代体上完成冠修复体的制作。

（3）替代体　用于在石膏灌注的模型中复制种植体平台的器件。

3. 种植义齿的维护　目前，对种植义齿的维护主要包括纠正上部修复体结构的磨损、种植体与颌骨组织界面的检查和评估以及种植义齿的卫生检查。其中，对患者进行卫生习惯的指导对种植义齿的维护产生巨大的促进作用，对于种植修复治疗的成功具有重要的意义。比如，刷牙是目前口腔卫生维护措施中最有效的方式，它不仅能刷除软垢、食物残渣、色素及部分菌斑，还能对种植体周围的牙龈起到按摩作用，促进种植体周围牙龈组织健康，提高其防御能力。因此，坚持每天早中晚各刷一次牙，每次刷牙时间至少3分钟。良好的口腔卫生习惯是保证种植牙成功的重要条件之一。

任务二　种植修复的适应证和禁忌证

目前，种植修复已经发展成为牙列缺失或缺损的一种常规修复手段。对于种植修复适应证的选择，在日常的临床工作中主要从三个方面进行综合判断。首先是口腔医生对种植牙修复的认识程度和对种植技术的掌握情况。其次，患者对种植义齿的了解和接受程度，比如心理、经济等方面的承受能力情况。最后是患者口腔局部及全身状况是否可以耐受麻醉和手术操作。从种植理论方面理解，种植义齿可以适用于各个类型的牙齿缺失，但主要包括以下几种情况。

一、适应证

（1）部分或个别牙齿缺失，邻牙健康不愿意作为基牙者。

（2）磨牙缺失或游离端牙齿缺失的修复。

（3）全口牙列缺失，传统全口义齿修复固位不良者，尤其是下颌牙槽骨严重萎缩的患者。

（4）活动义齿固位差，无功能、黏膜不能耐受者。

（5）对义齿修复效果要求较高，而传统义齿修复在美观、舒适度和功能方面又不能满足者。

（6）种植区有足够高度及宽度的健康骨质的患者。

（7）口腔黏膜健康，种植区有足够宽度的附着龈的患者。

（8）肿瘤或外伤所致单侧或双侧颌骨缺损，需颌骨功能性重建的患者。

（9）耳、鼻、眼眶内软组织及颅面缺损的颌面赝复体固位的患者。

（10）配合正畸治疗的患者。

二、禁忌证

在临床工作中，对于种植修复禁忌证的判断，主要从全身和口腔局部情况进行综合考虑。此外，对于这些禁忌证，通过系统的纠正治疗后，仍可以进行种植修复。因此，种植禁忌证是相对的，而非绝对的。

（一）全身禁忌证

（1）全身情况差或因严重系统疾病不能耐受手术者。

（2）高血压患者，术前血压高于 180mmHg /100mmHg，应该延迟种植牙手术修复治疗。

（3）严重糖尿病，血糖过高（晨起空腹血糖高于 8.88mmol/L），或已有明显并发症者，应在糖尿病得到控制后方可接受种植修复治疗。

（4）有不稳定型心绞痛、重型心绞痛及近半年内发生过心肌梗死的心脏病患者，应该推迟种植牙治疗。

（5）甲亢，在静息状态下患者脉搏超过 100 次/分，基础代谢率 >20%，应需要延缓种植修复。

（6）血红蛋白 >100g/L，白细胞计数 $>4.0 \times 10^9$/L，血小板计数 $>50.0 \times 10^9$/L，应暂缓行种植修复治疗，积极对症治疗血液系统疾病。

（7）对口腔颌面部接受放疗的口腔癌患者，选择种植修复治疗应慎重考虑。一般建议在最后一次放疗结束后 2 年以上才能进行种植修复治疗，并且应尽量推迟种植手术时间。

（8）传染病急性期或活动期均应暂缓种植修复治疗，待相应的各项指标检测结果回报正常后方可进行种植修复治疗，以免造成交叉感染。

（9）因为种植修复治疗全程需要影像学检查，并且在术中和术后均需要使用药物治疗，为了避免上述操作对胎儿产生影响，建议妊娠期暂停一切种植外科操作，均应推迟到分娩后进行。

（10）对于女性月经期应该等待月经结束后进行种植牙修复治疗。

（11）对患有骨质疏松症、甲状旁腺功能亢进等骨代谢疾病的患者，应暂停进行种植修复治疗，因为骨密度降低和骨小梁稀疏可以影响种植体发生骨结合，极大程度降低了种植牙的成功率。

（12）精神病和心理障碍者，主要表现在全程不能配合整个种植修复治疗，无法进行正常的医患沟通。

（二）局部禁忌证

（1）口腔内软、硬组织有急、慢性炎症者，如牙龈、黏膜、上颌窦炎症等，应在炎症治愈后才能进行种植牙手术治疗。

（2）口腔或颌骨内有良、恶性肿瘤者。

（3）严重习惯性磨牙患者，因为磨牙症及其容易损害种植体与骨组织间的界面，极大程度降低种植修复的成功率。

（4）口腔干燥综合征患者因舍格伦综合征等病因导致口腔内唾液分泌减少，导致唾液中酶的抗菌作用降低甚至丧失，极易发生种植体周围炎，导致手术的失败。

（5）牙龈和口腔黏膜疾病，如瘢痕、黏膜异常增生等，需要进行治疗后才能考虑种植牙修复治疗。

（6）口腔卫生习惯极差，有不良嗜好，如重度牙石、严重吸烟患者，在进行种植修复治疗前，均需要进行牙周治疗，改善口腔卫生状况，控制吸烟后才能考虑进行种植修复治疗。

知识链接

口腔种植学行业专家对于种植体周软组织处理的共识

种植牙修复成功的标准主要包括长期的稳定性、理想的功能和良好的美学效果三方面。要达到上述三方面标准的基本要素主要包括种植体与骨组织产生的骨结合状态、种植体周围软组织的质量情况以及修复体的形态和咬合平衡。其中，种植体周围软组织的质与量是种植牙维持长期和美观效果的必要条件。

任务三　种植牙应用流程介绍

种植修复是一个复杂系统性的工程，几乎涵盖了口腔医学领域的各个亚专业学科，如口腔颌面外科学、口腔修复学、口腔工艺技术、口腔影像学、口腔生物力学、口腔生物学等，是多学科交流与合作的成果。从初诊到种植修复结束，均必须经历术前检查和诊断、种植外科手术、冠修复体的制作和安装等治疗过程。此外，种植修复治疗完成后，还要对种植义齿进行长期的定期检查和维护。所以，一般种植修复治疗流程大致包含以下内容。

一、术前检查和诊断

主要包括问诊、口腔检查、影像学检查、取研究模型。

（一）问诊

通过医护人员详细的问诊，可以相对准确地了解到患者对种植修复的具体要求和期望。同时，也能相对全面地知晓患者既往全身及口腔局部病史和治疗情况。

（二）口腔检查

对患者进行口腔检查，准确获取患者口腔卫生状况、口内全局及缺牙区的软组织改变情况、种植区牙槽嵴的高度、坡度和宽度的变化情况、上下牙列咬合关系以及余留牙的情况。

（三）影像学检查

种植牙修复治疗最重要的辅助检查手段，其中锥形束 CT（CBCT）是临床上最常使用的影像学检查技术（图 9 – 2），其次是曲面体层片摄影。口腔医生利用 X 线技术主要是观察以下几种情况。

（1）种植区拔牙创愈合情况，是否存在残留牙根或牙片，是否有埋伏牙。

（2）种植区域牙槽骨形态的变化情况，主要包括颌骨组织的宽度、高度及倒凹变化情况。

（3）种植区域上颌窦、下颌神经管、颏孔的重要解剖位置变化情况。

（4）种植区域相邻牙齿牙根和牙周的改变情况。

（5）种植区域及区域外的上下颌骨是否存在病变，排除颌骨骨髓炎及肿瘤的可能。

（四）制取研究模型

主要目的是能更准确地获取缺牙区域牙槽骨的改变情况、相邻牙齿向缺牙区的倾斜情况、咬合关系及对颌牙的伸长情况，同时医护人员还可以在研究模型上制作诊断和手术定位导板，让种植牙手术更加精准。

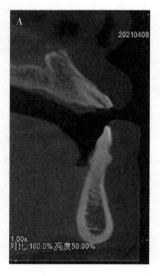 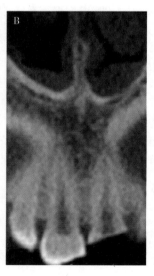

图 9 – 2　种植牙术前 CBCT 影像资料

A. 21 残冠矢状位的影像学资料；B. 21 残冠冠状位的影像学资料

二、讨论和会诊

年轻的低资质口腔医生在获得了患者详细的全身及口腔局部病情资料后，需要与上级医师共同讨论会诊，明确种植牙修复设计以及种植外科手术的实施，制定出利于患者的总体种植方案。包括种植体部位、种植体数量，以及种植体选择的直径大小、长度等。

三、谈话和知情同意

在确定了总体的种植牙方案后，接下来便是医护人员与患者进行面对面的谈话。在总体种植牙修复治疗过程中，与患者进行医患沟通是其应用流程中最重要的一个环节。只有医护工作者与患者详细的沟通，获得患者及家属的知情同意，才能确保种植修复治疗的顺利开展，才能获得患者比较满意的治疗结果。在与患者及家属面谈时，介绍内容主要是向患者及家属交待本次种植的整体修复治疗方案，包括种植体系统的选择、种植修复的总体步骤、治疗时间和费用、术中和术后可能出现的相关并发症以及后期种植牙长期的维护要求等。通过详细的介绍让患者及家属充分理解和准确认识种植修复治疗所能达到的效果及可能会发生的并发症。最后将详细的沟通内容记录在种植修复治疗同意书里，医患双方签字确认。

四、种植外科手术

根据患者的全身和口腔局部情况，以及患者的要求选择的种植体系统选择进行即刻种植还是延期种植。对于有些患者的牙槽骨存在骨量不足的情况，应根据具体情况在种植体植入之前或者同期进行自身或者异体骨移植、引导骨组织再生技术（guided bone regeneration，GBR）、上颌窦底提升等手术治疗。对于牙龈组织不足的患者，还需要进行软组组织移植的处理。对于二段式种植体应该在一期手术后3~4个月（上颌4个月，下颌3个月）种植体完成骨结合后，即可安装穿龈的愈合基台。

五、种植牙冠的修复

种植二期手术安装愈合基台2~4周后即可取模，进行冠修复体的制作和安装。

六、复查和种植体的维护

种植牙修复治疗完成后，患者需要遵从医嘱定期复诊，进行全面的检查。在正常的情况下，第1年应该在修复治疗后1周、1个月、3个月、半年和1年时间进行定期复诊复查，以后每半年或者1年复诊1次。为了检查种植体与骨组织界面的变化情况，至少每年进行一次影像学的检查（图9-3）。在进行复诊检查的时候，应该向患者强调保持良好的口腔卫生对种植义齿健康的维护起着举足轻重的作用，并教会患者正确掌握口腔卫生维护方法。

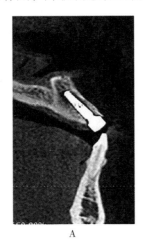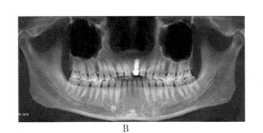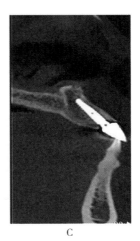

A　　　　　　　　　　　　B　　　　　　　　　　　　C

图9-3　种植义齿定期复诊维护影像资料

A. 21种植体植入；B. 21种植修复术后6个月；C. 21种植修复术后12个月

答案解析

1. 种植义齿行使功能的基本生物学保障是（　　）

    A. 生物相容性　　　　B. 生物力学性能　　　　C. 实现骨结合

    D. 生物学屏障　　　　E. 生物学宽度

2. 下列不属于种植牙适应证范畴的是（　　）

    A. 磨牙缺失或游离端缺牙

    B. 牙列缺失，传统全口义齿修复固位不良

    C. 缺牙区有足够高度和宽度的健康骨质

    D. 严重习惯性磨牙

    E. 部分或个别缺牙，邻牙健康不愿意作为基牙者

3. 下列不属于种植牙禁忌证范畴的是（　　）

    A. 全身情况差不能承受种植手术

    B. 严重系统疾病不能承受种植手术

    C. 活动义齿固位不好，无功能、黏膜不能耐受

    D. 颌骨内有良、恶性肿瘤者

    E. 患有骨质疏松症、骨软化症及骨硬化症

（陈红应）

书网融合……

    重点小结　　　　　　　微课　　　　　　　习题

项目三十五　美容牙科的正颌外科手术技术

PPT

学习目标

知识目标：通过本项目的学习，应能掌握正颌外科技术的定义；熟悉正颌外科技术的适应证；了解正颌外科技术的标准流程。

能力目标：能够概括正颌外科手术的定义，同时简要叙述正颌外科手术的大致流程。

素质目标：通过本项目的学习，树立对美容牙科正颌外科手术矫正畸形的正确认识及对正颌外科手术患者的关爱与理解。

情境导入

情境：患者，女，23岁，因"地包天"前来咨询，医生建议她做手术解决该问题。

思考：1. 哪些人群是必须手术治疗矫正面部畸形的？

　　　2. 如何应用颌面骨骼三位立体结构和患者沟通交流其畸形所在？

任务一　正颌外科手术技术的介绍

正颌外科学是口腔颌面外科学一个新的分支，以研究和诊治牙颌面畸形为主要内容，它包含了术前术后的正畸治疗与正颌外科手术联合治疗牙颌面畸形的完整概念，涉及口腔颌面外科学、口腔正畸学、整形外科学、美学、心理学等有关学科。正颌外科手术技术是通过截断和移动组成颅颌面的骨骼，重新构建正常的颌面框架，使面部的畸形得到矫正，产生颅颌面功能稳定和面貌美观的和谐效果。正颌外科手术所截断和移位的牙——颌骨复合体所附着的软组织是颌骨复合体血供来源的保证。因此，术中应尽量保护好软组织血供蒂，以避免牙与颌骨坏死。由正颌外科多在口腔内狭窄视野下完成，解剖关系复杂，手术精度高，操作难度较大，因此从事这面工作的外科医师必须经过严格的专科培训，才能保证手术的安全性和精确性。施行精确的骨切开术是确保正颌手术成功的关键，因此，除一般手术器械外，还需配备颌骨

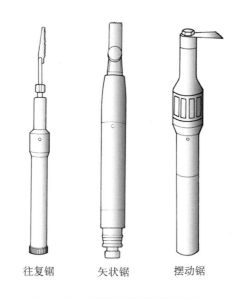

往复锯　　矢状锯　　摆动锯

图9-4　常用正颌外科手术器械

手术动力与坚固内固定系统，例如各种类型的微型骨锯、骨钻以及钛板、钛钉等（图9-4）。这些专用手术设备与器械的妥善配置是顺利完成正颌外科手术的必要条件。

任务二 正颌外科手术的适应证与禁忌证

一、适应证

正颌外科手术是通过移动、调整面部骨骼结构来改善面部轮廓和咬合关系的手术。它通常适应于以下症状。

（1）严重的颌骨发育异常，如颌骨发育过度畸形、颌骨发育不足畸形、颌骨发育不对称畸形等。

（2）咬合关系异常，如牙齿排列不齐、上下牙齿不能对齐、反𬌗、偏𬌗等。

（3）因颌骨发育异常导致的面部不对称或轮廓不美观。

（4）颌面部创伤、感染、肿瘤手术后遗留的颌骨畸形。

（5）唇腭裂、颞下颌关节强直等继发的颌骨畸形。

需要注意的是，正颌外科手术是一种复杂的四级手术，难度高且具有一定风险，需要由专业的口腔颌面外科医生进行评估和手术。它不像肿瘤手术、外伤手术是必须的，正颌外科手术是一种锦上添花的手术，能够改变人类颌骨的外形，让患者变得更美丽。但这种手术并不适合所有人，因为手术有可能会对身体造成一定的伤害。

二、禁忌证

（1）精神异常或者有心理障碍的患者，应该避免手术，以免引起其他并发症的产生。

（2）血液系统疾病，长期服用稀释血液或抗凝药物的患者。

（3）凝血功能障碍患者，凝血功能下降，手术会引起出血量增大，对身体造成伤害。

（4）严重过敏体质患者，应该避免手术，防止手术时所用的药物引起其他不良情况。

（5）口腔颌面部或全身急性感染期，待感染控制后重新评估在进行手术。

（6）生理期间、妊娠期期间的女性患者。

（7）未控制的全身系统性疾病，如高血压、糖尿病、心脏病等。

任务三 正颌外科手术的应用流程介绍

一、正颌外科应用流程

正颌外科手术和一般的口腔颌面外科手术治疗不一样，不是探查性手术，为了确保手术治疗的最佳效果以及避免可能出现的偏差，没有特殊情况不能在术中任意改变手术方式。正颌外科手术的标准流程如下。

（一）术前正畸治疗

目的不是用正畸手段来矫正牙颌畸形，而是为成功施行正颌外科手术做准备的，因此其矫治原则与一般的正畸治疗并不一样。旨在矫正错位牙，排齐牙列，消除牙的代偿性倾斜；扩展牙间隙，分开牙根，以便骨切开；建立稳定的咬合关系，减少或防止术后复发。这是兼顾功能与形态效果的一个十分重要的步骤。

（二）确认手术计划

手术前正畸治疗结束后，最后进行一次原手术计划的评估和预测，亦可对手术计划进行必要的调整或对正畸治疗作必要的补充，使即将进行的手术能更符合实际，取得最佳效果。

（三）手术前准备

除常规的全麻和输血准备外，应按设计的术式制备好数字化导板和所需的骨块移动后的固定装置，并根据手术计划、预期效果及可能出现的问题，向病员做充分的解释和说明。

（四）正确施术

术前正畸治疗结束后，口腔颌面外科医生和正畸医生必须共同严格按经过术前预测和术前治疗计划再次评估和预测，然后再按照确定下来的手术设计实施手术，不得在术中随意改动方案，但在术中结合实际进行必要的调整也是允许的。

（五）术后正畸治疗

目的是进一步排齐牙列和整平牙弓，关闭牙列间隙，并作咬合的精细调整，最终建立起稳定良好的𬌗关系，避免或减少术后复发。同时使正颌外科手术治疗后从功能及美容效果方面更臻完善，稳定和巩固疗效。

（六）随诊观察

了解术后𬌗关系可能出现的变化，进行术后效果评价。移动、矫正后的骨块在愈合过程中，通常会出现轻微的移位，只要不影响临床效果，保持术后的正畸巩固治疗即可；但如出现明显的复发倾向时，则需要进行相应的处理。根据骨切开后的愈合过程及其生物力学特点，术后的追踪观察至少应持续6个月。

二、正颌外科常用手术方式

（一）LeFort I 型截骨术

在两侧上颌第二磨牙之间纵行切开，将上颌骨的牙槽突部分水平切开，重新调整三维方向的位置，再以钛钣钛钉固定。适用于上颌前突或后缩，咬合平面倾斜，如反𬌗、开𬌗、偏𬌗等上颌畸形患者（图9-5）。

（二）下颌升支矢状劈开截骨术

它是将下颌支从矢状面劈开，形成带有髁突与冠突的近心骨段和带有牙列与下牙槽神经的远心骨段，通过向前或向后移动或旋转远心骨段来改变下颌骨的长度与位置，然后用钛钣、钛钉固定，可将下颌做上、下、前、后、左、右转动（图9-6）。适用于下颌前突畸形、开𬌗畸形、小下颌畸形、偏𬌗等牙颌面畸形。

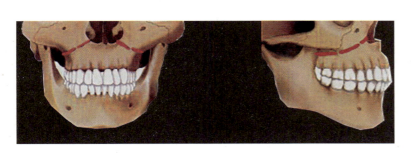

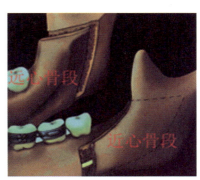

图9-5　LeFort I 型骨切开线位置　　　　　　图9-6　下颌支矢状骨劈开术

（三）颏成形术

颏成形术是颏部整形的经典术式，效果优于假体衬垫，是指经口内入路，以颏部舌侧肌肉为血供蒂的双侧可控和下方3~4mm水平骨切开颏成形术（图9-7），主要用于：①矫正过大前突的颏部；②矫正后缩过小的颏部；③矫正垂直向颏部过长；④矫正颏部左右径不足；⑤矫正颏部偏斜；⑥与其他手术配合，矫正同时存在的颏部异常。

（四）下颌角成形术

下颌角及嚼肌肥大常选用口内切口下颌角弧形截骨术或下颌角区外侧骨皮质矢状劈开去除术，或二者联合应用，必要时配合内层咬肌部分切除术（图9-8）。

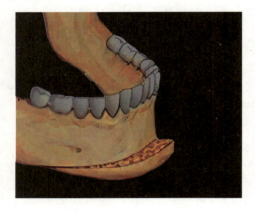

图9-7　颏成形术切开

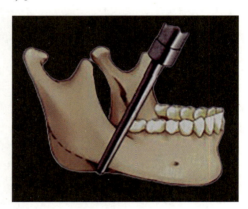

图9-8　下颌角截骨术

知识链接

正颌外科手术后的功能训练

正颌外科手术后的功能训练主要包括张闭口与咀嚼功能的训练。手术改变了颌骨的位置，加上一段时间的颌间制动，患者的张口度不能达到正常范围，这就要求患者有意识地训练自己的张口功能，逐渐使张口度恢复正常。目前，绝大多数患者均在术中进行了钛板、钛钉坚固内固定，因此，通常在术后第4~6周，张口度基本恢复后即可开始术后正畸治疗。

•••• 目标检测

答案解析

1. 正颌外科学不包含（　　）

　A. 整形外科学　　　　　　　B. 心理学　　　　　　　C. 口腔正畸学

　D. 口腔预防医学　　　　　　E. 美学

2. 正颌外科手术适应证有（　　）

　A. 牙齿不齐　　　　　　　　B. 偏𬌗　　　　　　　　C. 咬肌肥大

　D. 一侧面部软组织塌陷　　　E. 唇裂

3. 正颌外科禁忌证是（　　）

　A. 地包天

　B. 反𬌗

　C. 偏𬌗

D. 唇腭裂术后继发颌骨畸形

E. 精神异常伴牙列不齐

4. 正颌外科的标准流程不包括（　　）

A. 缺牙修复治疗　　　　B. 术前正畸　　　　　　C. 术后正畸

D. 随诊观察　　　　　　E. 术前准备

（卢海彬）

书网融合……

重点小结　　　　　　　微课　　　　　　　　习题

项目三十六　刷　牙

PPT

任务一　牙刷的选择

一、手动牙刷

　　手动牙刷的刷毛材质大多选用中等硬度的尼龙丝，刷毛 3~4 排，其排列方式多种多样（图 10 - 1）。优质的尼龙丝细软、吸水性差、弹性好、耐磨耗，刷毛可进入两牙之间的牙齿外展隙及龈沟内，清除牙齿邻面及龈沟边缘的菌斑，保护牙龈健康。选择牙刷时尽量避免使用刷毛过于密集的牙刷，因为过于密集的刷毛内滞留水分不易挥发，导致刷毛之间和刷毛根部易滋生霉菌、细菌等，进入口腔后，这些潜在的细菌随时可以由破损的口腔黏膜进入人体，引起多种疾病。临床试验表明，使用 1 个月的牙刷会有大量致病细菌在刷毛根部滋生，因此刷牙后应用清水冲洗牙刷并甩干刷毛，将刷头朝上放置于干燥或通风处保持牙刷干燥，减少滋生细菌。如牙刷的刷毛发生弯曲变形应及时更换，建议 3 个月左右更换一次牙刷。

二、电动牙刷

　　电动牙刷（图 10 - 2）以电能为动力使刷毛震动起到清洁牙齿的作用，大多由电池供电微型直流电机，还常配以各种不同型号的牙刷头以满足使用者的不同需求，如成人电动牙刷和儿童电动牙刷。电动牙刷清洁能力较强，但刷毛同样面对和普通牙刷一样的问题，就是细菌滋生在刷毛间不易清除，故电动牙刷也需要定期更换刷头。

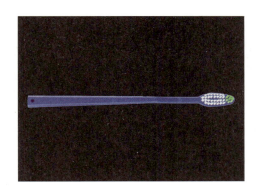

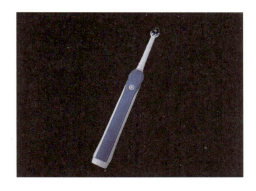

图 10 – 1　手动牙刷　　　　　　　　　　图 10 – 2　电动牙刷

任务二　牙膏的选择

　　洁牙剂是刷牙的辅助用品，按剂型分类主要有膏状、粉状和液状三种。膏状的洁牙剂目前应用最广泛的是牙膏，性能稳定，去除牙面菌斑效果较好。粉状的洁牙剂又称牙粉，使用时需要加水稀释，性能不稳定；液状洁牙剂流动性大，亦不方便使用。牙膏的基本成分包括摩擦剂、洁净剂、保湿剂、胶黏剂、芳香剂、甜味剂、防腐剂、色素和水。牙膏主要通过摩擦作用去除牙面菌斑，通过添加辅料清新口气。部分牙膏还会添加一些药物配方来预防或减少龋病与牙周病的发生。

一、含氟牙膏

　　含氟牙膏是指含有氟化物的牙膏，是目前最常见的一种局部用氟防龋方法。研究人员发现氟化物可以预防龋齿的发生，即氟化物与牙齿接触后，会使牙齿组织中容易被酸溶解的羟基磷灰石变成不易被酸溶解的氟磷灰石，从而提高牙齿的抗酸蚀能力。同时氟化物还有抑制细菌繁殖、生长的作用，从而在一定程度上降低龋齿发病率。对于 6 岁以上的儿童和成人，每天用含氟浓度高于 1000mg/kg 的牙膏刷牙 2 次，每次用量约 1g（约 1cm 长度的牙膏量），可达到有效的预防效果。3 ~ 6 岁的儿童，每次牙膏用量约为"豌豆"大小，同时，应在家长的监督与指导下使用。

二、氯己定牙膏

　　氯己定是一种广谱抗生素，能与唾液糖蛋白结合使牙面吸附蛋白减少，干扰菌斑形成；氯己定还可与细菌细胞外多糖结合，使细菌不易吸附到获得性膜上以达到预防和减少龋病和牙周病发生的目的。

三、增白牙膏

　　增白牙膏中添加的酸性氧化剂与牙齿表面外源性着色物结合能获得增白牙齿的效果。但是这类牙膏化学成分含量少，增白的效果要依靠增加使用时间来维持。

　　需要注意的是，保持牙齿健康的根本还是正确的刷牙方法，牙膏的选用只是对牙齿保健起到辅助作用。

任务三　刷牙方法

刷牙方法很多，没有一种刷牙方法能适合于所有人。不适当的刷牙方法可引起口腔内软、硬组织损伤，例如牙龈萎缩、楔状缺损等。好的刷牙方法应该是去除菌斑效果好，不损伤牙体和牙周组织，同时尽量简单易学。这里主要介绍水平颤动拂刷法。

一、水平颤动拂刷法

水平颤动拂刷法又称改良 Bass 刷牙法，是一种有效清除龈沟内和牙面菌斑的刷牙方法，适合于成年人及能够掌握此方法的青少年使用。水平颤动主要是去除牙颈部及龈沟内的菌斑，沿牙面拂刷主要是清除唇（颊）舌（腭）面的菌斑。具体操作方法如下。

（1）将刷头放置于牙颈部，刷毛指向牙根方向（上颌牙向上，下颌牙向下），与牙长轴约呈45°，轻微加压，使刷毛部分进入龈沟内，部分置于牙龈上。

（2）从后牙颊侧以2颗牙为一组开始刷牙，用短距离水平颤动的动作在同一个部位往返5～10次，然后将牙刷向牙冠方向转动，拂刷颊面1～2次。刷完第一个部位之后，将牙刷移至下一组2～3颗牙的位置重新放置，注意与前一次拂刷牙位保持有小部分重叠，继续刷下一组牙齿，按顺序刷完上下颌牙齿的唇（颊）面。用同样的方法刷后牙舌（腭）侧。

（3）刷上颌前牙舌面时，将刷头竖放在牙面上，使前部刷毛接触龈缘，自上而下拂刷。刷下颌前牙舌面时，使后部刷毛接触龈缘，自下而上拂刷。

（4）刷咬合面时，刷毛指向咬合面，稍用力做前后短距离来回刷。

（5）刷最后一颗牙齿时，应从颊侧绕过牙冠远端滑入舌侧拂刷，再以反方向进行拂刷。

知识链接

圆弧刷牙法

圆弧刷牙法（又称 Fones 刷牙法）适用于儿童。刷后牙颊侧时，上下颌牙齿呈闭合状态，牙刷进入颊间隙，刷毛轻触最后磨牙的牙龈区，圆弧形拂刷至前牙区；刷前牙唇侧时，下颌前伸至切牙相对，圆弧形拂刷；刷后牙舌（腭）侧时，将刷头水平放置于最后磨牙舌（腭）面，小范围圆弧形拂刷前行至尖牙；刷前牙舌（腭）侧时，将刷头竖起放置于舌（腭）面，竖直方向往返颤动；刷咬合面时，将刷毛指向咬合面做前后短距离往返拂刷。

二、刷牙的注意事项

（1）刷牙的顺序　为保证刷牙时不遗漏某些部位，建议按照一定的顺序刷牙，每个牙面都应刷到，即刷牙应面面俱到。

（2）刷牙的时间　建议每次刷牙时间至少为2分钟。

（3）刷牙的次数　建议每天早晚各刷1次，晚上睡前刷牙尤其重要，刷牙后尽量不进食。

任务四 牙线及间隙刷的使用

牙间隙容易滞留菌斑和软垢。刷牙时刷毛难以进入邻间隙或不能完全伸入牙间隙，需要采取其他措施清除邻面菌斑。牙间隙清洁常用方法包括牙线、牙间隙刷、口腔冲洗等。这里主要介绍常用且有效的两种方法，即牙线与牙间隙刷的使用。

一、牙线

牙线有助于邻面间隙或牙龈乳头处的清洁，可清除牙间隙内的食物残渣和邻面菌斑，因此提倡使用牙线清洁牙间隙而非牙签，因为牙签使用不当会伤及牙龈乳头、加重牙龈退缩和增大牙间隙。

（一）卷轴式牙线

卷轴式牙线由单股或多股尼龙丝组成，也可用细丝或涤纶线制成（图 10 – 3）。使用牙线之前，应先去除牙结石及邻面充填体悬突，以免钩住牙线不能顺畅通过。

使用方法具体如下。

（1）取一段长 30～40cm 的牙线，将牙线的两端合拢打 3 个结形成一个圆圈（也可将牙线两端各缠绕在左、右手中指上）。然后用双手的示指和拇指将线圈绷紧，两指间留牙线长度 1.0～1.5cm。

（2）牙线要前后做拉锯样动作缓慢塞进并通过需要清理的两颗牙齿间邻面接触点，压入过程中感觉牙线阻力由大突然变小，即表示牙线已经通过接触点并进入到牙间隙之下的牙龈缘附近，不要过分向下加压，以免损伤牙龈。

（3）将牙线紧贴一侧牙面的颈部，由龈沟向切缘或牙齿咬合面方向慢慢移动，以刮除牙齿邻面菌斑，每个邻面重复 3～4 次。改为另一侧牙面重复操作即可。

（4）将牙线从该牙间隙中取出，按照一定的顺序，依次逐个将全口牙的邻面菌斑彻底清除，不要遗漏，包括最后一颗磨牙的远中面。清洁后以清水漱口。

（二）牙线棒

牙线棒（图 10 – 4）一端为分叉结构，固定一段牙线，代替使用卷轴式牙线的手指；另一端一般设计成牙签形状，方便辅助清理嵌塞的食物残渣。清理方法与卷轴式牙线相同。

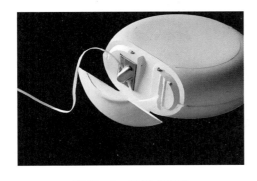

图 10 – 3 卷轴式牙线

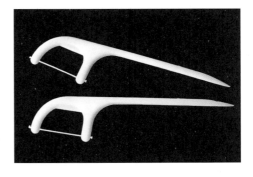

图 10 – 4 牙线棒

二、牙间隙刷

牙间隙刷（图 10 – 5）有多种不同型号，适用于牙龈退缩处的邻间区、暴露的根分叉以及正畸过

图 10-5 牙间隙刷

程中清理托槽周围区域，同时也适合清理固定修复体、种植牙、牙周夹板、间隙保持器以及其他常规牙刷难以清理的部位。

1. 牙间隙刷型号的选择　不同的人，甚至同一人不同的牙间隙所选用的牙间隙刷型号都是不同的，要根据牙间隙大小选择合适的牙间隙刷型号。

2. 牙间隙刷的使用

（1）对于有龈乳头萎缩、根分叉暴露及排列不整齐的邻面，使用牙间隙刷可以更有效地清除邻面菌斑和软垢。

（2）牙间隙刷应该从唇颊面插入牙间隙，由外向内来回水平拉动。注意尖头要朝向牙齿切端或咬合面，以避免损伤舌侧或腭侧龈乳头。

答案解析

目标检测

1. 牙刷一般更换时间为（　）
   A. 1 个月　　　　　　　　B. 2 个月　　　　　　　　C. 3 个月
   D. 4 个月　　　　　　　　E. 5 个月

2. 改良 Bass 刷牙法又称（　）
   A. 巴士刷牙法　　　　　　B. 圆弧刷牙法　　　　　　C. 横刷法
   D. 竖刷法　　　　　　　　E. 水平颤动拂刷法

3. 每次刷牙时间建议为（　）
   A. 1 分钟　　　　　　　　B. 2~3 分钟　　　　　　　C. 3~5 分钟
   D. 4 分钟　　　　　　　　E. 5 分钟

（王德亮）

书网融合……

重点小结

微课

习题

项目三十七　饮食营养与牙齿健康

PPT

>> 学习目标 ///

知识目标：通过本项目的学习，应能掌握碳水化合物对牙齿健康的影响；熟悉矿物质对牙齿生长发育的重要性；了解脂肪、蛋白质、维生素对牙齿健康的影响。

能力目标：能够阐释牙齿健康与碳水化合物的关系。

素质目标：通过本项目的学习，树立科学的口腔健康与饮食营养的观念，正确理解各种营养元素对牙齿健康的重要性。

>> 情境导入 ///

情境：患者，6岁，口腔内出现了龋齿，家长责怪孩子平时爱吃糖，要求今后坚决不吃糖。

思考：请结合牙齿健康与营养的相关知识对家长的观点给予评价。

任务一　碳水化合物

碳水化合物由碳、氢和氧三种元素组成，是为人体提供热能的主要来源。食物中人体可以吸收利用的碳水化合物，如单糖、双糖、多糖主要来源于蔗糖、谷物、水果等。碳水化合物在口腔内停留时间越长，并有适当细菌参与发酵过程，牙齿龋坏可能性就越大。此外，食用碳水化合物次数频率多少与龋病发生也有关系。食物是龋病发生的四联因素之一，其中碳水化合物占很大一部分比重，以蔗糖的致龋力最强，尤其是睡前吃糖的不良习惯对牙齿危害很大。为防止龋齿的发生，降低龋病患病率，人们常用甜味剂代替蔗糖，添加到食物中，常用的甜味剂如下。

一、山梨醇

自然界中的水果如李子、苹果和草莓类植物中，在人体的代谢过程中不受胰岛素控制，不易被口腔中的细菌发酵而产生酸，因而具有"低热值、低糖、抗氧化"等效果。山梨醇作为蔗糖的代用品已经应用于糖尿病、肥胖症患者食品的添加剂以及加工各种防龋食品和口香糖，在一定程度上降低了龋齿的发病率。但用量过多可能会造成胃肠道功能紊乱。世界卫生组织（WHO）推荐山梨醇每日用量不超过150mg/kg。

二、木糖醇

木糖醇广泛存在于水果、蔬菜、蘑菇、谷类食物中，是一种具有营养价值和预防龋齿的蔗糖代用品。商品木糖醇大多是从玉米芯、甘蔗渣等植物中提炼出来经过深加工而制得，其甜度与蔗糖相似，不易被口腔微生物发酵利用，抑制酸性物质产生。木糖醇可作为糖尿病患者糖的代用品，广泛用于口香糖、巧克力、糖果等食品中。但过度食用可能会引起腹泻等不良反应。

任务二 蛋白质、脂肪、维生素、矿物质

牙质与牙本质有机质的大部分由蛋白质构成，并存有脂肪成分。动物实验已证明，蛋白质、脂肪、维生素等食品营养严重缺乏会影响牙齿的生长发育和唾液分泌，从而增加龋病的易感性。

（一）蛋白质

蛋白质对龋病的易感性尚无定论。但蛋白质严重缺乏可能会影响成牙本质细胞和成骨细胞的活性，导致乳牙迟萌、牙釉质发育不全、牙本质钙化不良等。建议妊娠期的妇女和哺乳期的婴幼儿应适量补充蛋白质。

（二）脂肪

食品中的脂肪主要来源于肉类、奶制品等，脂肪含量较高的花生、葵花子等果实也属于致龋性低的食物。有实验表明牙齿萌出后增加食物中的脂肪含量可在一定程度上降低龋齿患病率。

（三）维生素

维生素摄入与牙齿的防龋能力有一定的关联。实验证明适当食用富含 B 族维生素、维生素 A、维生素 C、维生素 D 的食物，在抗龋方面有较为明显的作用。维生素 B_6 可刺激非致龋菌的生长，从而减少龋齿的发生。富含维生素 B_6 的食物有动物的肝脏、肉、鱼、蛋等。维生素 A 有助于牙釉质发育，可提高牙齿的抗龋能力，严重缺乏时可引起釉质发育不全。富含维生素 A 食物主要有动物的肝脏、鱼类、鸡蛋等。维生素 C 有助于口腔软组织中胶原纤维的形成，维持牙龈组织的正常形态和功能。富含维生素 C 的食物主要有猕猴桃、橙子、山楂等。维生素 D 可促进牙齿中钙、磷的沉积，提高牙齿的抗龋齿能力。富含维生素 D 的食物主要有鱼肝油、葵花子油、鸡蛋黄等。

（四）矿物质

人体必须摄取足够量的各种必需的矿物质，其中钙、磷、氟等元素是牙齿生长发育不可缺少的营养成分，对口腔保健有重要意义。

1. 钙 构成牙齿与骨骼的重要组成部分，钙的代谢对牙齿的生长发育起到重要作用。坚果、面包、乳类、豆类、海带、虾皮、橄榄等食物含有丰富的钙元素。人体补钙要根据不同的年龄和情况进行，特别是给孩子补钙时最好添加适量的维生素 D，使钙质更多地积聚于牙齿，有助于骨骼发育和有效防止龋病发生。

2. 磷 保持牙齿坚固不可缺少的元素，在食物中分布很广。正常食谱中增加适量的磷可降低患龋率。通常人体内的钙、磷比例约为 2∶1，如果比例不当，不仅影响钙、磷的吸收利用，还可能使牙齿的生长发育出现障碍，影响牙齿抗龋能力。很多患者牙齿易患龋而认为体内钙含量不足是一个常见误区，因为实验表明单纯钙含量高而磷含量低的食物对龋病易感性会增加。

3. 氟 是人体健康所必需的一种微量元素。通常以矿物质形式存在，与钙化组织有较强的亲和力。因此当氟离子进入磷灰石晶体中，将与其碳酸氢根离子和氢氧根离子发生置换，使牙釉质的晶体结构变得更为稳定，从而增强牙釉质的抗龋能力，牙齿表现为已经开始脱矿软化的釉质发生再矿化，恢复硬度与美观。但摄入过多的氟也会给人体健康带来不利影响，特别是牙齿萌出之前牙釉质形成或矿化期间体内摄入过量氟元素会引起氟牙症。氟的摄入主要来源于饮水和食物。饮水氟含量是影响氟牙症和龋病的主要因素，并分别与氟牙症和龋病呈正负相关。不论全身用氟元素或者牙齿萌出后局部用氟元素，适量使用都可以起到预防龋病、保护牙齿的作用。世界上许多地区广泛实施饮水加氟元素

方法来预防龋病。在没有条件实施氟化水源的情况下可采用氟化物的补充来预防龋病。面粉、食盐、牛奶等食物含有丰富的氟化物。适龄儿童也可以采用局部涂氟的方式来预防龋齿。

知识链接

局部涂氟

局部涂氟是目前临床常用的给予儿童防龋的有效措施之一。具体操作方法如下。

（1）清除牙面的软垢、菌斑、牙结石等。

（2）漱口、隔离唾液并吹干牙面。

（3）用小棉球蘸取药液涂擦牙面约 1 分钟，或吹干后再重复涂药 1~2 次。

建议每半年涂一次。

答案解析

目标检测

1. 用于糖尿病患者食品的糖代用品是（　　）

　　A. 葡萄糖　　　　　　　　　B. 山梨醇　　　　　　　　　C. 巧克力

　　D. 口香糖　　　　　　　　　E. 果糖

2. 致龋力最强的糖是（　　）

　　A. 葡萄糖　　　　　　　　　B. 蔗糖　　　　　　　　　　C. 果糖

　　D. 山梨醇　　　　　　　　　E. 木糖醇

3. 饮水中加入哪种元素用来防龋（　　）

　　A. 钙　　　　　　　　　　　B. 磷　　　　　　　　　　　C. 氟

　　D. 铁　　　　　　　　　　　E. 锰

（王德亮）

书网融合……

重点小结　　　　　　　　微课　　　　　　　　习题

参考文献

［1］ 何三纲．口腔解剖生理学［M］．8版．北京：人民卫生出版社，2020．

［2］ 高岩．口腔组织病理学［M］．8版．北京：人民卫生出版社，2020．

［3］ 赵铱民．口腔修复学［M］．8版．北京：人民卫生出版社，2020．

［4］ 丁继芬．口腔预防医学［M］．北京：中国医药科技出版社，2019．

［5］ 肖水清，郭泾．口腔正畸学［M］．北京：中国医药科技出版社，2019．

［6］ 熊均平．口腔内科学［M］．北京：中国医药科技出版社，2019．

［7］ 施洁珺．口腔正畸学［M］．3版．北京：科学出版社，2022．

［8］ 白玉兴．口腔正畸无托槽隐形矫治技术指南（2021版）［J］．中华口腔医学杂志，2021，56（10）：983－988．